改訂第2版

外傷外科手術治療戦略（SSTT）コース
公式テキストブック

編　　　集：外傷外科手術治療戦略（SSTT）コース運営協議会
編集委員：渡部広明，松岡哲也

SSTT

urgical　　　Strategy and　　　Treatment for　　Trauma

へるす出版

巻頭言

　外傷外科手術治療戦略（Surgical Strategy and Treatment for Trauma；SSTT）コースは，わが国における重症外傷診療の質の向上を目指して，on-the-job trainingの不足を補完するoff-the-job trainingコースとして開発された。本コースの特徴は，単なる外傷外科医養成のためのスキルトレーニングにとどまらず，外傷外科手術の特殊性に関する共通認識を有する外傷チームを養成することである。常に迅速性と的確性（Speed & Suitability）を意識した，戦略（Strategy）判断，その戦略を完遂するための戦術（Tactics）の実践，そしてチーム（Team）ビルディング，まさしく，重症外傷診療におけるS・S・T・Tの確立を習得するコースである。なかでも迅速的確な治療戦略の決定と，チーム内の情報共有を図るためのコミュニケーションを中心としたノンテクニカルスキルを重視したコースになっている。

　同一施設の医師2名と看護師2名からなるチームで参加する標準コースは，2009年11月の運営開始から2018年6月時点で37回開催し，全国から98チーム（392名）が受講した。参加者からは非常に高い評価を得ている。

　標準コースはチーム参加であり，参加要件もある程度の経験値が求められ，競争率も高くなかなか参加できないという課題があった。そこで，外傷診療に携わる救急医，集中治療医，外科医，看護師をはじめ，外傷診療に興味のある若手医師や看護師なら誰でも単独で参加できる座学コースの運営を2012年6月から開始した。2018年6月時点で，座学コースは48回開催し，1,278名の方に参加して頂いた。標準コースが，原則として大阪府立大学りんくうキャンパスの定点開催であるのに対し，座学コースは全国各地で開催している。また，SSTT標準コースは，一般社団法人日本外科学会が厚生労働省から事業委託を受けた「外傷外科医養成研修事業」の追加研修コースの一つに選ばれて，2017年度は2回，本事業の一環として，神戸医療機器開発センターと自治医科大学においてSSTT標準コースを開催した。このように，本コースは確実に実績を積み上げて，当初の開発目的であるわが国における外傷診療の質の向上に資するコースに発展してきた。

　本コースの公式テキストブックは，2013年5月に第1版が出版された。それから5年が経過するなかで，外傷診療に対する戦略・戦術に関して新たな知見の報告や，われわれの経験の積み重ねもあり，このたび，公式テキストブックの第2版を刊行することになった。本改訂では，SSTT独自の考え方は残しながらも，日本外傷学会のJETECテキストの改訂との整合性も図った。とくに，本コースでも重症外傷患者の治療戦略として重視してきたDamage Controlの概念を，手術戦略（Damage Control Surgery；DCS）のみならず初期診療（蘇生）から術後の集中治療（Damage Control Resuscitation；DCR）にまで適用を広げた。また，本標準コースの特徴の一つである外傷外科手術周術期看護の領域をいっそうブラッシュアップさせた。

今後もわれわれは，SSTTコースを外傷診療を志す医師や看護師の方々が是非とも繰り返し受講したいと思えるコースにすべく改良に努めていく所存である。今回のテキストブックの改訂にあたって，執筆編集に尽力していただいた多くの方々と，株式会社へるす出版に心から謝意を申し上げる。

2018年8月

SSTT開発運営協議会　代表理事
地独りんくう総合医療センター・大阪府泉州救命救急センター
理事兼副病院長

松岡　哲也

巻頭言（初版）

　専門外科領域の手術書には，洗練された優雅なさまざまな術式が系統的に整理され記載されている。それらの理路整然とした手術は，術前の詳細な解剖学的診断と，綿密な術前計画に裏付けられたものである。ところが，重症外傷患者の手術は，何が待ち受けているか予測できない戦火の中に突入していくようなもので，血の海の中で定型的な外科的アプローチがまったく通用せず，悪戦苦闘を強いられる。このような状況においても，重症外傷患者の手術を成功裏に完遂し，患者を救命するためには専門外科領域の予定手術とはまったく異なるアプローチが必要となる。

　外傷領域においても近年，non-operative management（NOM）などの低侵襲治療が主流となり，米国のLevel 1 Trauma Centerのように重症外傷患者が集約される環境下においても手術症例数の減少から外傷外科手術を修練することは困難となっている。重症外傷患者を集約化する体制のない日本においては，なおさらである。

　泉州救命救急センターでは，大阪南部泉州二次医療圏（人口約92万人）で発生する重症外傷患者を当施設に集約しているが，それでもISS≧16の重症外傷患者は年間150例程度であり，胸腹部外傷の手術件数は100件に満たない。1人の外科医が助手も含めて年間30〜40件の胸腹部手術しか経験できず，on-the-job trainingで外傷外科医に必要な能力を修練することは困難である。しかしながら，いかにNOMが主流になっても，またIVRの技術が進歩しても，救命のために手術せざるを得ない重症外傷患者がなくなることはない。そのような患者に対して迅速かつ的確に手術が実践できる外傷外科医の養成には，数少ない経験の質を高め不足を補完するためのoff-the-job trainingが必要である。

　欧米ではすでにATOMやDSTC™コースなどが運営されているが，主に鋭的損傷を想定したスキルトレーニングコースであり，受講料も高価で繰り返し受講しづらい。そこで，われわれは当センターの診療実績をもとに，鈍的外傷の多い日本の実情に即した，繰り返し受講可能なコースの開発を目指した。

　さらに，重症外傷患者の救命は，外傷診療に関する共通認識を有する診療チームが不可欠であり，チームワークの構築なくして患者の救命はあり得ない。チームワークの構築には，確固たるチームリーダーが必要で，外傷外科医には外傷外科手術チームを正しくコーディネートする能力も求められる。

　以上のことを踏まえわれわれは，鈍的外傷を想定した，外傷外科医および外傷外科手術チームを養成するためのoff-the-job trainingコースとして，医師2名，看護師2名のチームで参加する外傷外科手術治療戦略（surgical strategy and treatment for trauma；SSTT）コースを2009年に開発し運営している（http：//www.eonet.ne.jp/~sstt/）。

　SSTTコースは，単なるスキルトレーニングコースではなく，重症外傷患者救命のために必要なすべての要素を含んでいる。具体的には，JATEC™の理念の再認識と重症外傷診療の特殊性の理解の上に，外傷外科手術を成功裏に完遂するための重要な4つの要素について，座学，ワークショップ，

テーブルディスカッション，大動物（豚）を使用した実習を通して繰り返し修得するものである。

　この重要な4つの要素とは，迅速性と的確性（**S**peed & suitability），戦略（**S**trategy），戦術（**T**actics），チームワーク（**T**eam）であり，これらの4つの頭文字を繋ぐと，本コース名と同じＳ・Ｓ・Ｔ・Ｔとなる。重症外傷患者の救命には，外傷診療の特殊性を踏まえた，迅速・的確な戦略判断，迅速・的確な戦術決定とその実践，そして迅速・的確なチームワークの構築が重要である。本コースでは，患者救命のキーワードとしてのＳ・Ｓ・Ｔ・Ｔをいかにして確立するかをトレーニングする。

　当センターの診療実績の解析結果では，特に重症鈍的外傷の手術において，一期的に複雑な根治的手術を実施するより，単純な方法による止血と汚染の回避を優先したdamage control surgeryを選択する場合が圧倒的に多い。そこで本コースではdamage control surgeryを選択し全身状態の安定化を優先させる治療戦略を，damage control strategy（DCS）と称し，迅速かつ的確なDCS判断能力の修得を重要課題とした。

　看護師の方々には，迅速・的確な戦略予測の重要性，その戦略を実践するための戦術への臨機応変な対応，迅速・的確なチームワーク構築に対する看護的立場からのアプローチなどについて修得するプログラム構成となっている。本コースで教える内容は，「外傷外科手術看護」という新たな看護領域の確立を予感させるものである。

　われわれは，本コースが教える内容が，わが国における外傷外科手術の標準となり得るものであると信じている。このSSTTコースの内容を広く全国に発信することによって，重症外傷外科手術の質の向上に資すればという思いから，この度へるす出版の協力を得て『SSTT　外傷外科手術治療戦略（SSTT）コース公式テキストブック』を出版することとなった。本書を読んで，SSTTコースの内容に興味を抱かれた方々は，ぜひ本コースに参加して頂きたい。本書ならびに本コースが，日本における外傷診療の進歩に多少なりとも貢献できれば幸いである。

　最後に，本コースの開発運営は，大阪府立大学獣医学科外科学講座の諸先生方をはじめ，大阪府立大学の多くの職員および学生の方々のご協力によって実現できたものであり，この場を借りて大阪府立大学獣医学科の方々に心から感謝を申し上げたい。

外傷外科手術治療戦略（SSTT）コース運営協議会　理事長
地方独立行政法人　りんくう総合医療センター
大阪府泉州救命救急センター
副病院長　兼　救命救急センター所長
松岡　哲也

編　集

外傷外科手術治療戦略（SSTT）コース運営協議会

編集委員

渡部　広明　　松岡　哲也

執筆者（五十音順）

柴田　智子	地方独立行政法人りんくう総合医療センター看護部
高橋　善明	浜松医科大学医学部附属病院救急部
中尾　彰太	地方独立行政法人りんくう総合医療センター　大阪府泉州救命救急センター
永嶋　　太	佐賀大学医学部附属病院高度救命救急センター　先進外傷治療学
林田　和之	熊本赤十字病院外傷外科
比良　英司	島根大学医学部 Acute Care Surgery 講座
益子　一樹	日本医科大学千葉北総病院救命救急センター　ショック・外傷センター
松岡　哲也	地方独立行政法人りんくう総合医療センター　大阪府泉州救命救急センター
水島　靖明	大阪警察病院ER・救命救急センター　ER・救命救急科
渡部　広明	島根大学医学部 Acute Care Surgery 講座

目 次

1章　外傷外科手術における治療戦略の重要性　　1
1. 本コースの目的とその重要性　*1*
2. 外傷外科手術の特殊性　*2*
3. 外傷外科手術は誰が担うべきか　*3*
4. 外傷外科手術の4大要素（SSTT）　*3*

2章　外傷外科手術に必要な多発外傷患者の生理学　　7
1. 外傷外科手術の特殊性　*7*
2. 外傷チームが知っておくべき生理学　*7*
3. 外傷死の三徴　*8*

3章　ダメージコントロール戦略　　11
1. C（循環）のコントロールとしての外科手術　*11*
2. 緊急手術の決定　*12*
3. ダメージコントロール戦略（damage control strategy）の概念　*12*
4. 止血法　*15*
5. 腹部コンパートメント症候群　*16*

4章　外傷外科看護学〜外傷外科手術における看護師の役割〜　　19
1. 外傷外科手術における看護の特殊性　*19*
2. 外傷外科看護の4つの要素　*21*

5章　チームワークの構築　　27
1. チームワークの類型　*28*
2. チーム員の役割と指揮命令系統　*28*
3. チームワークの構築に必要な要素　*28*

6章　腹部外傷　　39
1　緊急開腹術と損傷部位の検索　*39*
1. Crash laparotomy　*39*
2. いったん開腹したら　*39*
3. 後腹膜の検索　*41*
4. 看護師の戦術　*42*

2 肝損傷　43
1. まず優先されるべきは，一時的止血　43
2. 2つ目の優先事項は，damage control surgeryの決断　44
3. 肝周囲間膜の切離　44
4. 肝周囲パッキング（perihepatic packing）　45
5. 肝縫合，大網充填縫合　45
6. 肝切開（hepatotomy）　47
7. Resectional debridement　48
8. 肝損傷に随伴する肝後面下大静脈損傷（肝静脈起始部損傷を含む）　48
9. 穿通性肝損傷（銃創・刺創・杙創）　49
10. 肝創傷に対する治療戦略と戦術のまとめ　49
11. 看護師の戦術　50

3 摘出可能な臓器損傷（脾，腎，膵体尾部損傷）　50
1. 脾損傷　51
2. 腎損傷　52
3. 膵体尾部損傷　53
4. 看護師の戦術　54

4 膵頭部周囲損傷　56
1. 肝十二指腸間膜損傷，門脈損傷　57
2. 膵頭部損傷　57
3. 十二指腸損傷　58
4. 膵頭部周囲複合損傷（高度な膵頭部挫滅と十二指腸損傷）　58
5. 看護師の戦術　61

5 消化管および腸間膜損傷　61
1. 胃損傷　62
2. 小腸損傷　62
3. 結腸直腸損傷　62
4. 腹部食道損傷　63
5. 看護師の戦術　65

6 腹部大血管損傷　65
1. 大動脈損傷　65
2. 下大静脈損傷　67
3. 骨盤内の後腹膜出血　68
4. 看護師の戦術　68

7 横隔膜損傷　70
1. 横隔膜の修復　70

8 Open abdominal management　71
1. 一時的閉腹法　71
2. 根治的閉腹術と腹壁再建　72
3. 看護師の戦術　73

7章　胸部損傷　75

1 蘇生的開胸術（resuscitative thoracotomy；RT）　75
1. RT手技　75
2. 看護師の戦術　82

2 Crash thoracotomy（緊急開胸）　82
1. 前側方開胸　82
2. 胸骨正中切開　84
3. 後側方開胸　85
4. Clamshell開胸　85
5. 閉胸操作　85
6. 看護師の戦術　86

3 REBOA（resuscitative endovascular balloon occlusion of the aorta）　87
1. REBOAの導入　87
2. 適応　88
3. 看護師の戦術　89

4 肺裂傷　90
1. 看護師の戦術　92

5 気管・気管支損傷　92
1. 外科的治療　93
2. 看護師の戦術　94

6 心損傷　95
1. 心房損傷　95
2. 心室損傷　95
3. 看護師の戦術　98

7 胸部大血管の損傷　99
1. 上縦隔へのアプローチ法　99
2. 腕頭動脈損傷　100
3. 胸部大動脈損傷　101
4. 鎖骨下動脈損傷　102
5. 看護師の戦術　103

8 食道損傷　104
1. 看護師の戦術　105

索引　109

1章 外傷外科手術における治療戦略の重要性

> **Point**
> ・外傷診療および手術ではJATEC™の理念に基づいた活動が必要
> ・外傷外科手術には予定手術にない特殊性がある（外傷外科手術の特殊性）
> ・外傷外科手術の4大要素：「迅速性と的確性」「戦略」「戦術」「チームワーク」

1 本コースの目的とその重要性

『外傷初期診療ガイドラインJATEC™』[1]の普及により全国的規模で「防ぎ得る外傷死」（preventable trauma death；PTD）を減らす活動が展開継続中である。初期診療において迅速で的確な外傷蘇生を行い，PTDを回避できた患者は，必要に応じ蘇生的手術に引き続いて根本的手術が行われることとなるが，わが国の多くの施設においてこれらの手術は，救急医ではなく外科医によって行われていることが多い。外傷患者救命のために，JATEC™の理念は初期診療の外傷蘇生のみにとどまらず，その後の根本的手術のphaseにおいても遵守されなければならず，初期診療で回避されたPTDが手術中に起こるようなことがあってはならない。

外傷外科手術においてもJATEC™の理念が重要である背景として，外傷外科手術が必ずしも初期診療が終了した後に行われるとはかぎらないという事実がある。Primary surveyの蘇生として行われる外傷外科手術（蘇生的手術；resuscitative surgery）が存在するからである（図1-1）。

例えば，C（循環）の異常をきたした患者において，初期輸液療法に反応しない患者については，これを改善するための緊急止血術を行わなければ患者は救命できない[1]。すなわち，止血ができなければ

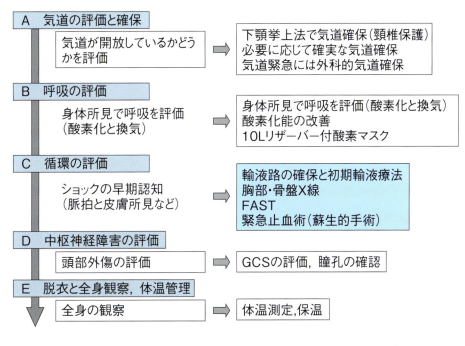

図1-1 JATEC™のprimary survey

表1-1 外傷外科手術の特殊性

予定手術	外傷外科手術
・術式は術前に決定 　例）幽門側胃切除術 ・検査結果がすべて揃っている ・術前検討（カンファレンス）が十分なされている ・問題点が予測可能 ・患者の状態は安定 ・家族も含め説明を十分理解されている	・術式は開腹後に決定 ・検査結果があまりない 　（CTなど撮れない！） ・術前検討が不十分 ・現場が混乱しやすい ・問題点の予測が困難 ・患者はショック状態などのため不安定 ・家族説明が十分できていない

Cの安定は得られず，むやみに輸液や輸血を継続するだけでは"外傷死の三徴"を助長するだけであり，これにより患者は結果的に救命できなくなるのである。このように考えると，緊急止血術は蘇生的手術としてprimary surveyのCの安定化の一環となるはずである（まだprimary surveyは進行中である）。このように，外傷外科手術は，primary survey終了後に行われる根本的手術だけを示すのではなく，primary surveyの過程で行われる蘇生的手術も含まれており，PTDを減らすべく行われる一連の外科手術であるといえる。ゆえに外傷外科手術を行う外科医をはじめ，外傷蘇生のチームリーダーやチーム員は，JATEC™の基本理念を十分習得しておくことが必要条件であり，チーム全体として蘇生治療の方向性（戦略）を一致させておかなければならない。

2 外傷外科手術の特殊性

外傷外科手術は通常の外科手術（予定手術）と比べてある種の特殊性をもっているため，予定手術と同じ感覚で手術に臨むと患者を救命できないという事態に陥ることがある。したがって**「外傷外科手術の特殊性」を十分に理解する必要がある**。

予定手術では術前の患者情報量はきわめて多い。術前に十分な検査ができ，既往歴や全身状態から問題点が洗い出され，さらに予測される問題点も術前のうちに想定できる。つまり術前のカンファレンスで患者の状態をあらゆる角度から検討することが可能であり，この結果により術式を決定しているため，術前から看護師らを含むチーム員への情報共有も明確にできる。また，患者の状態は術前に最良の状態に保たれていることが多く，麻酔中に状態が崩れることも少ないはずである（表1-1）。

一方，外傷外科手術では術前に十分な検査を行うことができずに手術を行うことが多く，non-responderであればCT検査すら行えないこともある。この場合，患者はきわめて悪い全身状態であり，時間的に術前検討を行っている余裕がないため，術前に問題点の予測をしておくことは困難である。多くの場合，術式を決定せずに開腹または開胸を行い，全体を把握できたときに術式を迅速に決定して遂行しなければならず，チーム員の方向性を一致させるためには口頭での情報共有を行わなければならない。また現場は混乱していることが多く，術場のチームとしての統制が必要となる。さらに患者は術前からショック状態であり，加えて呼吸状態がきわめて悪いケースも多く，術中の状態悪化は避けられない状況で手術を開始しなければならなくなる。このように，予定手術と比較しても数多くの相違点が存在し，これらを十分に理解したうえで外傷治療にあたることが求められる。

また，外傷外科手術は標準的といわれる手術術式が確立していない（できない）領域であり，患者の個々の損傷形態はそれぞれ異なっているため，同じ症例は存在しないとさえいえる。例えば，肝損傷の手術において肝縫合でうまく止血できたとしても，次回も同様に止血できるとはかぎらない。これは解剖学的な損傷度（重症度）の違いだけではなく，患者の生理学的状態の違いが大きくかかわってくるためである。単に技術的に止血できるか否かの問題ではなく，これに加えて患者の生理学的状態の相違か

ら発生する要素を加味した術式の決定能力が必要となる。つまり患者の救命は，患者の全身状態とその損傷に起因するさまざまな要素によって決定されるため，一つの戦術（術式）のみで達成できるとは限らないのである。一つの戦術がだめならば，次の戦術を次々と用意できるような日頃からのトレーニングが必要となる。

また，前述のごとく手術を必要とする患者のほとんどは出血性ショックである。手術開始の段階ですでに血圧は下がり，予定手術においては想像もできないような状況での手術を開始しなければならなくなる。こうした状況で**まず最優先されるのは一時的止血による循環動態の安定化であり，損傷部位の修復を目的としてはならない**。このような患者の多くは鈍的損傷による多部位損傷（多発外傷）をきたしていることが多く，多部位損傷のうちどこを優先しどこから治療を開始すべきかの判断も重要となる。この優先順位の判断を誤ると患者を危険な状態に追い込むことになるからである。さらに付け加えるとすると，大きな損傷部位をみつけると，外科医は出血量や患者の生理学的徴候の悪化に気づかず，その損傷の修復に没頭してしまいがちである。常に冷静に判断し，見た目に大きい損傷部位から介入するのではなく，患者の生理学的変化に影響を及ぼす可能性の高い損傷に注意を払いながら，手術戦略を変更すべきかどうかの判断を行い，迅速に手術を進めていく必要がある。

3 外傷外科手術は誰が担うべきか

わが国において外傷外科手術を行う医師は一般外科医もしくは外科系救急医と考えられるが，両者にはそれぞれ外傷外科手術を行うにあたり長所と短所が少なからず存在する。一般外科医は日常的に手術を施行しており，外科手技的なスキルは概して高い。しかしながら，外傷初期診療や外傷外科手術の経験は必ずしも多いわけではなく，その知識も不足しがちである。一方，外傷外科を行う外科系救急医は日常的に外傷初期診療を行っており，外傷診療に関する知識や戦略決定能力は十分高いと考えられるが，絶対的に外科的手技（手術）の頻度が少なく外科的スキルが必ずしも高いとはいえない傾向にある。

外傷チームの医師構成として，外傷外科医と救急医で比べた海外の研究がある[2]。外傷外科医のみでは合併症は少ないものの救命率がやや低くなり，救急医のみでは救命率は高くなるものの合併症が多くなる傾向にあるため，一般外傷では救急医，重症外傷ではこれら混成チームが最善であるというものである。しかしながら，外傷チームで重要なのは，チーム員の専門性ではなく的確なリーダーシップをとれる外傷診療に長けた医師の存在であるとしている[3]。つまりわが国における最良の外傷チーム構成としては，外傷診療を十分理解した一般外科医と救急医の混成チームが望ましいと考えられる。

同様の構図は看護師にもみられる。外傷外科手術に携わる看護師は，手術室看護師と救急看護師が考えられるが，手術室看護師は日常的に外科手術に従事しており，迅速な機器用意と周術期看護の実践を行っている。しかし，施行頻度の少ない外傷外科手術における特殊性の理解は比較的低く，外傷外科手術を苦手と感じている者も少なくない。一方，救急看護師は日常的に外傷初期診療を実践していることから外傷における看護に関する知識は豊富であるが，外科手術に携わる頻度が少ないことから手術に関する知識やスキルは必ずしも高くない。

それぞれがお互いに不足するところを学習しさらに互いに補完することができれば，強力な外傷外科手術のチーム員となり得る。さらにそのチーム員（医師，看護師など）が共通認識をもち情報共有の下で診療できることは，チームワーク構築の第一歩でもありきわめて重要となる。

4 外傷外科手術の4大要素（SSTT）

外傷外科手術を行うチーム員は上述の外傷外科手術の特殊性を十分理解し，その状況に合わせた適切な治療や看護の選択ができなければならない。個々の手技自体は決して難しいものではなく，大きな治療方針や術式を迅速に決定するという戦略宣言・戦術決定がきわめて重要である。このように考えると，外傷外科手術に欠くことのできない要素としては，迅速かつ的確な**「戦略（strategy）」**の宣言とその戦略を実現するにふさわしい**「戦術（tactics）」**

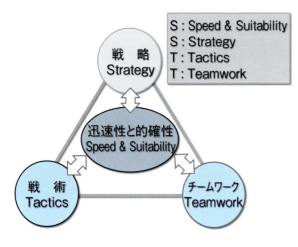

図1-2　外傷外科手術の4大要素

```
初期輸液療法に反応なし（血圧60/−，脈拍150）
FAST陽性（経時的に増量）
胸部X線・骨盤X線異常なし
```

戦略	・戦略はダメージコントロール ・CT検査なしで開腹する ・術後にTAEを行う
戦術	・初療室で開腹する ・術式はガーゼパッキングを行う ・低体温の保温をする！

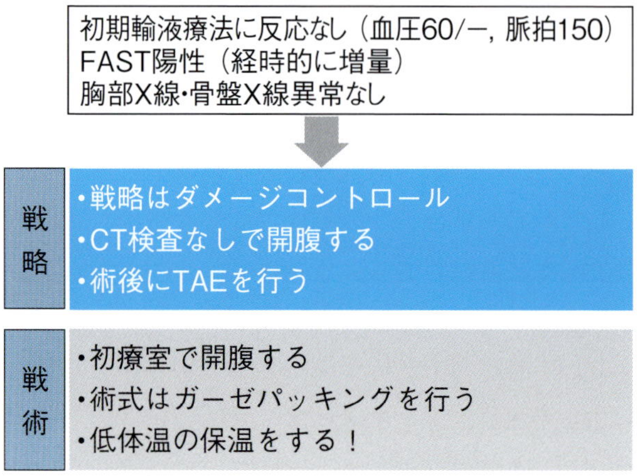

図1-3　戦略はロードマップ，戦術はアプローチ

（術式）の選択と実践が非常に重要である[4]。

また外傷外科手術は典型的なヒエラルキーの高いチーム医療ではあるが，一人の優秀な外科医がいれば患者を救命できるというものではなく，そのためには外傷初期診療および外傷外科手術に関する共通認識をもち，情報共有のできるチーム形成が必要となる。

外傷患者の蘇生と治療は，初療担当医，麻酔科医，器械出し看護師，外回り看護師など多数のスタッフによって支えられており，さらに術後に塞栓術などの追加治療や集中治療などでかかわるスタッフもこれに含まれる。これらのどの職種が欠けても患者の救命はできない。不適切な指示でメンバーの動きに乱れが生じるようであれば，現場は混乱し，患者を危険に曝すことになるかもしれない。外傷外科医は，これらのスタッフを的確にコーディネートしつつ，「チームワーク（teamwork）」を迅速に構築しながら，適切な指示を出していく必要がある。

さらに外傷外科手術そのものにおいても，患者の生理学的状態が破綻しているため通常の予定手術以上の迅速性が要求され，その迅速性のなかにも的確であることが求められる（「迅速性と的確性（speed & suitability）」）。

外傷外科手術の重要な要素である「戦略（S）」「戦術（T）」「チームワーク（T）」これらすべてにおいて，前述した「迅速性と的確性（S）」の各要素がそれぞれに必要であり，これをもとに外傷外科手術が成り立っているといえる。これらの重要な4つの要素を，**外傷外科手術の4大要素**という（図1-2）。この4つの要素（SSTT）を常に意識しながら手術を進めることで，安全に外傷外科手術を進めることができる。

1）迅速性と的確性（speed & suitability）

外傷外科手術における手技には迅速性が要求され，予定手術のときとは時間の流れるスピードがまったく異なる。当然ながら患者の生理学的状態は破綻しており，ゆっくりとした手術を行うことはできない。手技を迅速に行うことは重要であるが，それは同時に的確でなければ患者は救命できない。戦略決定，戦術の実施，さらにはチーム統括のすべてを迅速かつ的確に行うことが必要である。

2）戦略（strategy）

戦略とは，大きな治療方針を示した「ロードマップ」である（図1-3）。外傷外科手術においては，戦略の決定はきわめて重要である。なぜなら「戦略の失敗は戦術で補うことはできない」[5]からである。「ロードマップ」が誤っているのに小手先だけで修正はできない。また外傷外科手術の特殊性で述べたように，手術が必要な外傷患者において，十分な検査ができないなかで施行せざるを得ない手術は少なくなく，さらに治療戦略は手術開始後にその術中所見から瞬時に決断しなければならない。外傷外科手術に特有とされる「ダメージコントロール戦略」の宣言と実行に関しても，迅速かつ的確に行われなければ患者の救命はできない。術後の集中治療による全身管理も重要となる。このような治療戦略

の判断能力を習得することは治療手技を習得する以上に重要と考えられる。

3）戦術（tactics）

戦術とは，戦略を実現するために実施しなければならない具体的な手段「アプローチ」である（図1-3）。この手段を達成するためには，手術手技や看護スキル，さらには人員・物品の確保，治療場所の選定などの能力が必要である。治療戦略が決定すればそれを実現するために迅速かつ的確な戦術を実践しなければならない。わが国で多いとされる鈍的外傷における肝損傷，腎損傷，膵損傷などの実質臓器損傷に加え，脈管損傷（心大血管損傷など）に対処する手技などは最低限習得しておかなければならない。また，看護師は手術環境の中にあって必要な情報を収集し，手術時間を短縮するためのスキル，器械出しのスキル，外傷死の三徴を予防するためのスキル，戦略を予測した手術看護の実践などが求められる。ただし，実施可能な戦術が戦略決定に影響を与えることもある。

4）チームワーク（teamwork）

医師のみでなく，看護師を含めたチーム員が，外傷外科手術の特殊性など外傷治療における共通認識をもったチームワークの構築が必要で，そのためのトレーニングは欠かすことはできない。外傷チーム形成後のチームワーク構築トレーニングを行うにあたり，その前後での効果を比較している研究が多数ある。これらはcrew resource management（CRM）の考え方に基づきトレーニングを行うことでチーム医療における効果を示しているが，外傷チームにおいても同様にチーム遂行能力の向上が認められており，具体的にはCT室到着までの時間，気管挿管完了までの時間，手術室入室までの時間に有意な時間短縮効果を認めている[6]。つまりTeamSTEPPS®などのトレーニングが外傷チームのチームワーク構築に有用であることを示したものである。

また，迅速なチーム形成とよりよいチームワークを構築するためにはチーム員への戦略の明確化（情報共有）と宣言，リーダーシップの確立，明確で的確なコミュニケーションが必須となる。要するに，外傷チーム員はこれらを習得しなければならない。

本標準コースは，①外傷初期診療から根本的外科治療に至る一連の流れのなかで必要とされる戦略の決定，②個々の損傷に対する手技を含めた戦術の習得，③外傷チームの形成とチームワークの構築，の3つを迅速かつ的確に遂行できることを目標に座学と手術実習で構成されている。そのため本コースは所属する施設の医師2名と看護師2名でチーム参加することとしており，各施設におけるそれぞれのSSTTが構築されていかなければならない。

外傷外科手術の特殊性を理解したうえでの，迅速かつ的確な戦略決定と宣言，および戦術選択とその実践，さらには患者救命のためのチーム形成とチームワーク構築ができるよう頑張っていただきたい。

文献

1) 日本外傷学会外傷初期診療ガイドライン改訂第5版編集委員会編：外傷初期診療ガイドラインJATEC．第5版，へるす出版，東京，2016．
2) Paydar S, Salahi R, Abbasy HR, et al: Who should be the first line of management of trauma patient: Trauma surgeons or emergency medicine specialists? J Trauma 70: 264, 2011.
3) Howes DW : Trauma surgeon or emergency medicine specialist is the wrong question. J Trauma 70 : 1304-1305, 2011.
4) Hirshberg A, Mattox KL : Top Knife : The Art and Craft in Trauma Surgery. TFM Publishing, Shrewsbury, 2005.
5) 戸部良一，寺本義也，鎌田伸一，他：失敗の本質；日本軍の組織論的研究．ダイヤモンド社，東京，1984．
6) Capella J, Smith S, Philp A, et al : Teamwork training improves the clinical care of trauma patients. J Surg Educ 67 : 439-443, 2010.

2章 外傷外科手術に必要な多発外傷患者の生理学

> **Point**
> ・外傷外科手術の特殊性を理解せよ
> ・ショックの早期認知と止血術の決断が重要！
> ・「外傷死の三徴」を満たす前にダメージコントロール戦略を決断せよ！

1 外傷外科手術の特殊性

外傷外科手術は予定手術にはない特殊性を持ち合わせている。予定手術では入念な術前検査を行い、主病巣の位置を正しく評価したのちにカンファレンスで適切な術式を決定し、万全の体制で手術に臨むことになる。しかし、外傷の手術では、術前に損傷部位を確認できないままに手術に臨まざるを得ないことも多い。とりわけ、JATEC™のprimary surveyのC（循環）の評価でnon-responderと判定された場合には、腹部CT検査などを行うのは禁忌とされており、CT検査などの術前検査なしに手術を行わなければ患者は救命できない。ゆえに、術中の所見から適切な戦術決定を行う必要がある。

また、損傷は1つとは限らない。手術所見で肝損傷、脾損傷、消化管損傷と多発性に損傷が確認されることも多く、このような場合には何を優先的に行うべきかを考えなければならない。ゆえに、優先順位（priority）の決定は非常に重要である。

外傷外科ではほとんどのケースが出血を伴い、循環動態が破綻もしくは破綻しかけている。外傷外科手術においては、循環の維持がもっとも優先される事項であることを常に念頭に置いておく必要がある。それは「止血ができなければ患者は確実に死へと向かう」ということを意味している。しかし、止血に専念するあまり、患者の生理学的変化を見逃してはならない。大量出血患者は容易に凝固機能障害をきたし、止血困難に陥ることが知られている。こうした止血困難な状態に陥る前に手術を終了するという決断が必要となる。外傷外科手術では、個々の戦術に習熟することも重要であるが、その時どきの状況に合わせた総合的な指針である「戦略」を見失わないようにしなければならない。もし大量出血で血液凝固障害、低体温、代謝性アシドーシス（外傷死の三徴）などが懸念されるようであれば、損傷の修復を中断して一刻も早く「ダメージコントロール戦略（damage control strategy）」の決断を行わなければならない。原則は、損傷の修復ではなく、患者の救命である。

このように、外傷外科手術では予定手術にない多くの特殊性があり、こうした特殊性を理解したうえで手術を行うことが重要である。

2 外傷チームが知っておくべき生理学

出血性ショックの治療原則は、いうまでもなく確実な止血である[1]。輸液療法は止血までの対症療法としかならず、出血が持続しているのに漫然と輸液を行うことは、いたずらに止血能を破綻させ低体温を助長することにほかならない。そのため、ショックをいかに早期に認知し、いかに止血までの時間を短縮するのかということが重要となる。

出血が起こっても、生体では代償機転が生じ、出血量が高度にならないかぎり、血圧は保たれる[2]。血圧の低下はすでに生体の代償機転が破綻していることを示し、大量の出血が起こっている結果である。American College of Surgeons（ACS）の分類（図2-1）では、血圧の低下は1,500mL以上の出血で起こるとされている[3]。収縮期血圧が90mmHg以

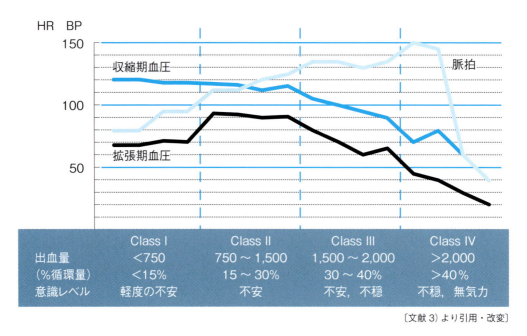

図2-1 出血量からみた脈拍，血圧，意識レベルとショックの重症度

下という指標が現場での搬送トリアージなどでよく用いられるが，これは大量出血の結果であり，すでに重篤なショックであることを示している。初療室で収縮期血圧が90mmHg以下であった場合には，その死亡率は65％に達していたともされる[4]。したがって，収縮期血圧が著明に低下している外傷患者では，止血までに費やせる時間はほとんどないと考えなくてはならない。出血源を検索するとともに，止血術への準備を直ちに始めなければ，救命の可能性がきわめて低くなる。

早期の出血性ショックの場合，血圧の低下をきたす前に，頻脈や末梢血管収縮の現れとして蒼白な皮膚，四肢末梢の冷感・湿潤などの皮膚症状を認める[2]。また，どこかそわそわしている，無関心や不穏・不安などの意識の変調なども表れる。また，血液ガスでのbase excessや乳酸値などは組織酸素代謝のよい指標となり，ショックの認知としては有用である。しかし，とくに脈拍数については，個人差，種々の原因で修飾され，必ずしも出血性ショックであった場合にも頻脈とならない。頻脈を認めない症例でも出血が進行すると急激に血圧が低下する場合もある[5]。また，出血性ショックの早期徴候がないからといって，必ずしもinterventionの必要性を否定するものではない。早期所見などがあった場合は当然であるが，認めない場合でも，その出現に注意を払って診療を進めていく必要がある。

また，出血性ショックと診断し，三大内出血（胸腔，腹腔，後腹膜腔）の出血源を認識した場合でも，その出血量を胸腔ドレーン排液やFAST（focused assessment with sonography for trauma）の量のみで判断することは，しばしばピットホールとなり，手術までの時間を遅延させる原因となる[6]。胸腔ドレーンは凝血塊によって容易に閉塞し，高位後腹膜出血では大血管の損傷でもFASTは初期には陰性であることが多い。初期輸液にても血圧の反応しない状態（non-responder）は出血が高度であり，非常事態である。胸腔ドレナージやFASTの量に惑わされることなく，手術を決断する必要が生じる。

3 外傷死の三徴

大量出血をきたした外傷患者では，しばしばその生理学的状態はひどく破綻している。外傷患者は比較的容易に低体温になることが知られており，この低体温は患者の生理学的状態をより悪化させる[2]。とくに出血傾向を助長することは外科手術においてはきわめて高リスクとなる。また大量出血に伴って血液凝固障害が発生し，ショックに伴う末梢循環不全は高度な代謝性アシドーシスを生じることになる。これらの低体温，代謝性アシドーシスおよび血液凝固障害の3つの徴候が揃うと，いかに熟練した外科医といえども手術の遂行は不可能であり，患者

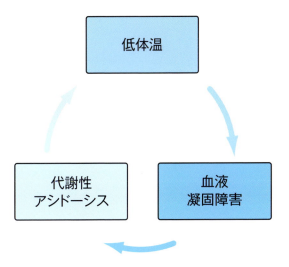

図2-2 外傷死の三徴

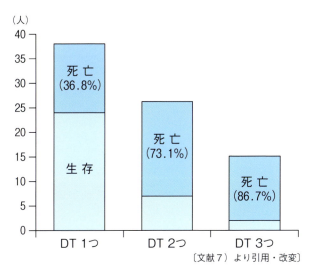

〔文献7）より引用・改変〕

図2-3 重症腹部外傷の予後と外傷死の三徴（DT）

を救命へと導くことができなくなる。この3つの徴候は外傷患者の生理学的特徴として知られ，**「外傷死の三徴」（deadly triad；DT）**と呼ばれる（図2-2）。この三徴の存在と患者死亡率の検討では，三徴のうち3つ揃ったものの死亡率は86.7％ときわめて高率であり，1つを満たしたものでもその死亡率は36.8％であった（図2-3）[7]。したがって，「外傷死の三徴」が揃ってからの救命はきわめて困難と考えなければならない。外傷外科に携わる者は，この3つの要素がすべて揃う前に根本的手術を断念し，ダメージコントロール戦略へと転換しなければならない。

文献

1) Feliciano DV, Mattox KL, Moore EE, eds : Trauma. 8th ed, McGraw-Hill, New York, 2017.
2) 日本外傷学会外傷初期診療ガイドライン改訂第5版編集委員会編：外傷初期診療ガイドラインJATEC．第5版，へるす出版，東京，2016．
3) American College of Surgeons Committee on Trauma : Advanced Trauma Life Support : ATLS Student Course Manual. 9th ed, American College of Surgeons, Chicago, 2012.
4) Parks JK, Elliott AC, Gentilello LM, et al : Systemic hypotension is a late marker of shock after trauma : A validation study of advanced trauma life support principles in a large national sample. Am J Surg 192: 727-731, 2006.
5) Mizushima Y, Ueno M, Watanabe H, et al : Discrepancy between heart rate and markers of hypoperfusion is a predictor of mortality in trauma patients. J Trauma 71 : 789-792, 2011.
6) Mizushima Y, Nakao S, Watanabe H, et al : Thoracotomy for blunt chest trauma : Is chest tube output a useful criterion? Acute Med Surg 3 : 81-85, 2016.
7) 渡部広明，山本博崇，中尾彰太，他：重症体幹部外傷におけるDamage control surgery（DCS）．日腹部救急会誌　32：343, 2012.

3章　ダメージコントロール戦略

Point
- ダメージコントロール戦略は早期に決断する
- Damage control surgeryでは，極力単純化された戦術を選択する
- 外傷外科手術はチーム医療である

1　C（循環）のコントロールとしての外科手術

外傷外科手術を必要とする症例は，大量出血により循環が著しく破綻したものがほとんどである。JATEC™におけるprimary surveyでC（循環）の評価を行い，ショックを認知した場合，少なくとも2本の静脈路を確保すると同時に気管挿管で確実な気道確保を実施する[1]。輸液路が確保されれば，生理食塩液または乳酸リンゲル液，酢酸リンゲル液で輸液を行う。外傷患者では，低容量性ショックを呈しているものが多く，これを補うことを目的とすると同時に，この後の治療方針を決定するための指標として輸液を行う。JATEC™ではこの輸液を「**初期輸液療法**」と呼び，温めた輸液を1〜2L急速投与し，その反応をみることによって治療方針を決定する（図3-1）。

このうち，初期輸液療法に一時的に反応はするが，輸液量を維持量程度に下げると再び循環が不安定となるものを**transient responder**と呼び，輸血などを実施して止血を行う必要があるものと判定される。一方，初期輸液療法に対してまったく循環の改善がみられないものを**non-responder**と呼び，こうした症例では直ちに輸血を開始するとともに蘇生的な意味での緊急止血術が必要となる。外傷外科手術の適応となるのは，一部のtransient responderとnon-responder症例である。この場合，実施される手術は，primary surveyの一環として実施されることとなる。準備を行う時間がある場合は，手術室で行うのが望ましいが，循環動態が不安定で心停止

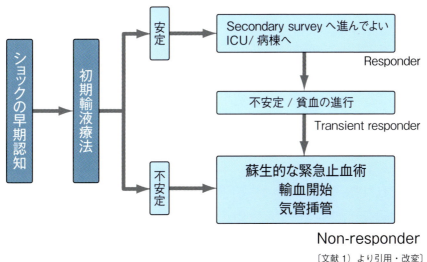

〔文献1）より引用・改変〕

図3-1　初期輸液療法

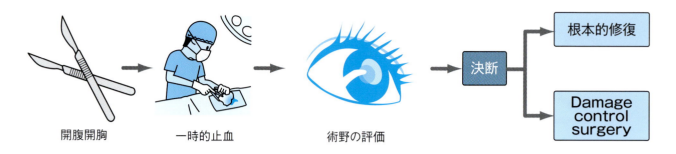

図3-2　Damage control surgeryの決断

が切迫しているような症例では，救急初療室での手術も考慮しなければならない[2]。

2　緊急手術の決定

外傷外科手術においては，患者の受け入れ時から戦略的思考が必要である。外傷初期診療で緊急手術が必要と判断した場合には，直ちに手術の用意に取りかかり，以下の戦術事項を検討すべきである。

①患者は手術室へ搬送可能かどうか。必要なら救急初療室での手術も検討する
②手術スタッフは確保できているか（人員，職種など）
③必要な物品（蘇生資器材，手術機器，輸血など）
④手術室での機器配置，患者位置，患者体位，スタッフ配置などを決定する
⑤手洗いをする時間があるか，術野（消毒範囲）はどうするか

手術は可能であれば手術室での施行が理想的ではあるが，移動距離（1階から3階など）や移動に伴うリスク（移動中の心停止など）などを総合的に判断し，移動の可否を決定する。この判断は多くの場合，各施設の実情に応じて大きく左右される。

手術室内では，患者の位置や機器の配置も重要である。いったん用意した機器をまた運び出したり用意し直したりと，準備に要する時間で無駄に手術の開始を遅らせることがないよう十分に配置を考える必要がある。予定手術では術前の手洗いは必須と考えられるが，時々刻々と患者の状態が悪化していく外傷外科手術では，本当に手洗いをすべきかどうか，それより優先されることがないかなどを考える必要がある[2]。

また，術前の術野，すなわち，消毒範囲の決定も重要である。同じ開腹術を行う場合でも，術中に起こり得る状況を考慮してより広い範囲を術野としたほうがよい。ショック状態で開胸術が必要となる場合もあるかもしれないし，鼠径部からのアプローチを必要とする場合もある。個々の患者の状況から予測される手技を想定して広めの術野を確保する[3]。

外傷外科手術は術野に入る外科医だけではなく，外回りや麻酔野で活動する医師，さらには外回りの看護師の役割もきわめて重要である。手術全体をコーディネートする者は誰かを明確にし，指揮命令系統を確立する[4]。さらにこれから開始する手術を行うにあたり，人員はどれくらい必要か，必要な輸血量はどれくらいかなど，「ひと，もの，場所」のコーディネートも重要である。

3　ダメージコントロール戦略（damage control strategy）の概念

手術のためのすべての用意が終了し手術を開始すると，多くの場合，最初に直面する問題が出血である。損傷部に到達して一時的な止血を得ると，引き続き次なる決断に迫られる。すなわち，「根本的修復」を行うのか「damage control surgery」を行うのかという決断である（図3-2）。

Damage control surgeryとは，可及的な止血と損傷部の汚染のみをコントロールして速やかに手術を終了し，引き続く集中治療で「外傷死の三徴」を改善し，二期的（待機的）に根治的手術を行う治療を意味している[5]〜[7]。図3-3に示すように3つのステップで構成されている。第1ステップでは，止血と感染コントロールのための必要最低限の手術（abbreviated surgery）を行い，速やかに手術を終了する。手術時間は90分を超えないよう，時間を

図3-3　Damage control surgeryの概念

意識した手術でなければならない。引き続く第2ステップで，速やかに集中治療室に収容して呼吸循環管理を行うとともに，外傷死の三徴を改善する。そして全身状態が安定した後に第3ステップとして根治的手術を行う。このdamage control surgeryの決断は時期を逸することなく早期に行うことが重要である[5]。決断の遅れは患者救命率の低下につながることを理解する。

　重篤な外傷患者の救命にdamage control surgeryは重要であるが，これのみでは患者を救命できない。近年ではdamage control surgeryを成功させるための基本的蘇生手技の重要性が指摘されており，これをdamage control resuscitation（DCR）と呼ぶ。DCRは，3つの構成要素〔①低血圧の許容（permissive hypotension），②止血強化のための蘇生戦略（hemostatic resuscitation），③迅速な止血（abbreviated surgery）〕で成り立つ。

　低血圧の許容という概念は，戦傷医学から明らかになった考え方で，輸液のポンピングなどで血圧が上昇すると血栓止血されたものが再出血し，蘇生を困難にするという考え方から，止血までの間は血圧の正常化を目指すのではなく，若干低めの血圧で管理することを目指す治療法である。一般には収縮期血圧90mmHg程度を目安に管理するとよいとされている。ただし，重症頭部外傷がある場合は，低血圧を許容すると脳灌流圧が低下し脳蘇生を困難とすることから，平均動脈圧90mmHg程度を目安に血圧を管理する。低血圧の許容という考え方は，止血までの時間が短時間であることが前提であり，止血術開始までの時間が長くなれば臓器血流低下時間が遷延化し，結果的には救命できなくなる。したがって，本治療を行うにあたっては直ちに止血術が開始されるという前提のもとで実施されなければならないということを理解しておく必要がある。

　止血強化のための蘇生戦略は主には輸血戦略といえる。従来，重症外傷の輸血としては赤血球濃厚液（RBC）を主体とした輸血が実施されてきた。新鮮凍結血漿（FFP）の投与も行われてきたがRBCに対してFFPの投与量は必ずしも十分量ではなかった。また輸血の投与開始時期の遅れが凝固障害への対応の遅れとなる事例もあった。このため近年では大量輸血プロトコル（massive transfusion protocol；MTP）の準備とその発動の重要性が指摘されている。2017年のEASTのガイドラインでも，MTPの作成とその活用を強く推奨している。プロトコル作成にあたっては，RBC中心の輸血用意ではなく，十分量のFFPを用意することが推奨されている。FFPとRBCの適正な投与比率に関しては，現在世界的に検討が進められているが，従来投与されていた量よりも高比率での投与が予後を改善したという報告が多

く，FFP：RBC＝1：1程度を目安に投与するとよいとされている。輸血戦略とともに止血強化のための薬剤投与も考慮される。とくにトラネキサム酸による大規模研究であるCRASH-2トライアルは，世界40カ国274施設で行われた研究で（n＝20,211），トラネキサム酸の投与により死亡率が低下することが示されている。トラネキサム酸は線溶系亢進阻害作用があり，大量出血時の止血に効果を発揮するとされている。ただし，本研究には『EASTガイドライン』では懐疑的な意見もあり，意見の分かれるところであるが，薬価の低い薬剤であり副作用もほとんどみられないことから投与を検討してもよいと考えられる。

上記のごとく止血を達成するための蘇生努力を行いつつ，可能な限り早期にdamage control surgeryを開始することが重要とされている。

Damage control surgeryを成功させるためには手術のみに固執するのではなく，これを下支えするdamage control resuscitationをともに行うことで救命率を向上させることができる。このようにdamage control surgeryとdamage control resuscitationの2つを包括した治療戦略のことを**ダメージコントロール戦略**と呼ぶ。

Damage control surgeryの決断は複合的な要素から決定される（表3-1）。まず，患者の生理学的状態はその重要な要素の一つであり，常時患者の呼吸循環の状態に注意を払う必要がある。しかし，患者の生理学的異常の指標として患者モニターの数値に頼ってはならない。手術中の術野の所見がその異常をよく反映していることが多い[8]。手術剝離創からのoozing，腸管壁の浮腫，漿膜面の色調不良，組織温の低下などはその徴候である。こうした徴候に加え，ショック継続時間など患者の生理学的異常を総合的に評価する。「外傷死の三徴」は指標としては優れているが，その3つが揃った場合にはすでに決断の時期を逸している場合が多い。決して「外傷死の三徴」をdamage control surgery決断の指標としてはならない[2]。

さらに損傷パターンと総合的な外傷度合いもdamage control surgery決断の重要な要素である。例えば，Ⅲb型肝損傷，腎損傷，消化管損傷などの多部位損傷の場合，それぞれの修復を行っていては

表3-1　Damage control surgeryの決断要素

患者の生理学的徴候はどうか？
　　呼吸状態…肺のガス交換能の悪化
　　循環状態…末梢循環不全（ショック）の継続
術中所見
　　出血傾向…手術創からのoozing
　　腸管壁の浮腫
　　漿膜面の色調不良
　　臓器・組織の低体温
　　腹壁の伸展不良
ショック継続時間が長い
「外傷死の三徴」はどうか？…1項目でも出現しているか，出現の危険性がある
損傷パターンと損傷度合い
　　修復が困難もしくは不可能な場合
　　複合損傷がある場合

膨大な時間を必要とする。このため，個々の根本的治療を断念してdamage control surgeryを選択することも多い。また，多発外傷患者においては胸部および腹部の両側にまたがるような損傷があれば，一側の損傷が修復され，対側の手術をするころには患者の生理学的徴候は破綻していることが予想される。このように患者の損傷パターンと総合的な外傷度合いもダメージコントロール戦略の決断要素の一つと考えるべきである。

外傷センターのように常時外傷外科手術に応じることのできる施設以外では，万全の体制で手術に臨めない場合も考えられる。もし外傷外科手術に不慣れなスタッフ，術者であれば，ダメージコントロール戦略を選択することでこの状況を埋め合わせることも可能であろう。こうした観点もダメージコントロール戦略を決断する要素となり得る[2]。

ダメージコントロール戦略を決定した場合には，**手術は極力単純化を図る**ことが望まれる。腹腔内の多部位損傷の場合，肝損傷を修復して胃腸吻合を行い，複雑な手術を行うことは手術時間の延長と患者負担の増加から好ましくない結果や合併症をもたらす可能性が高い。Damage control surgeryで腸吻合や膵管空腸粘膜吻合のような術式を選択することは，術後の縫合不全のリスクを増大させ，damage control surgeryの第2ステップである集中治療管理の妨げにもなりかねない。したがって，damage control surgeryではきわめてシンプルな術式を選択するほうがよい（表3-2）。

表3-2 Damage control surgeryのルール

- 手術を単純化する
    シンプルな戦術を選択する
- 迅速な手術の終了
    手術時間を短縮
    閉腹にも時間をかけない
- スタッフの無駄な動きを少なくする
    無駄な指示出しをしない
- チームに治療方針の共有化を図る

外傷外科手術はチーム医療である。各チーム員は外傷外科手術の特殊性を習熟し，極力無駄な動きを避けることが望まれる。執刀者は現在稼働中のチーム員の数を把握しておくことが必要である。手術中には，準備されていない機器が必要となると，外回り看護師に機器を取りに行くよう指示する場合がある。外回り看護師が1人であれば，しばらく手術室外回りが不在となることも考え，本当にその機器がいま必要なのかを今一度再考してから指示を出すことを心がけるべきである。限られた人員をコーディネートする発想も忘れてはならない。また，外傷外科手術の際には戦術をたびたび変更することが多い。こうした戦術や戦略の変更にすべてのチーム員が取り残されないように，自分の考えや戦略を声に出して情報共有することもチームコーディネートには重要な要素である。看護師もまた外傷外科手術の重要なチーム員である。外傷外科手術の特殊性と患者の状態から治療戦略を予想して，的確な準備を遅滞なく行うことも必要となる。とくに器械出し看護師は，術野の状況から次に予想される戦略と戦術を考えて，必要とされる機器を迅速に術者へ提供することが要求される。器械出しの遅れは手術時間を延長させ，damage control surgeryの第2ステップ（DC2）への移行を妨げることにもつながることを理解する必要がある。

4 止血法

ショック患者の手術で優先度が高いのは止血である。どのような方法で止血するかという判断は重要である。止血法にはさまざまな方法があるが，外傷外科手術ではこれらオプションのなかから適切な方法を選択して実施する必要がある。止血における基

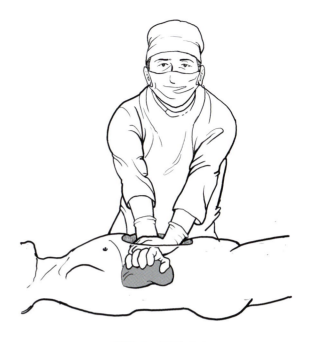

図3-4 圧迫止血

本的な考え方としては，気道確保の方法がそうであるように，もっとも簡単な方法から試みるのがよい。出血部位に対してすぐに鉗子で止血を試みるのは必ずしも最良の方法とはいえない。止血の基本は用手的な圧迫止血であり，まずはこれを一時的に止血することが肝要である。肝損傷であれば，両手を使って損傷部を合わせるように圧迫させて止血を得ることができるし，心損傷であれば損傷部を指で押さえさえすれば一時的な止血が得られる。いったん止血が得られれば，麻酔野に十分な輸血投与を指示し循環の改善を優先し，冷静になって適切な止血法を考えればよい（図3-4）。

一時的なパッキングもまた簡便ですぐれた一時的止血法である（図3-5）。こうした方法は肝損傷などで使用さることが多いが，効果的なパッキングのためには損傷臓器をガーゼで挟み込む（サンドイッチにする）ようにパッキングを行うことである。破裂肝の創を合わせるようにしてその周辺からガーゼで挟み込むようにパッキングを行う。ただし，ガーゼの過剰なパッキングは逆に下大静脈を圧迫し，心臓への静脈還流を障害する（場合によっては心停止を引き起こす）ことがあり，過剰なパッキングは慎まなければならない。パッキングで一時的な止血が得られた場合は，確実な止血法を考え，準備ができるまでは決してパッキングを解除してはならない。

開腹時に激しい動脈性出血がコントロールできな

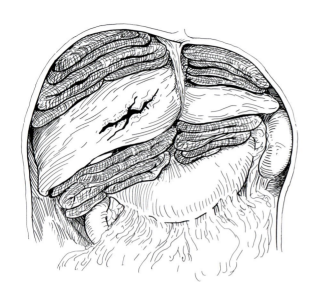

図3-5 ガーゼパッキング

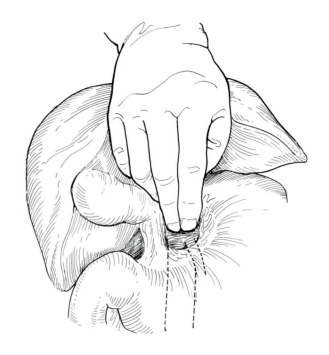

図3-6 大動脈遮断

い際には，大動脈の遮断を考慮すべきである。通常，大動脈遮断は左前側方開胸下に胸部下行大動脈で行うが，すでに開腹されている場合には，腹腔動脈上部の大動脈を用手的に圧迫することで大動脈を遮断することが可能である（図3-6）。本法は胃を尾側に牽引し，鈍的に小網を開き，食道右側の大動脈を椎体に向かって圧迫することによって大動脈を遮断するものである。比較的迅速に大動脈が遮断でき，その止血力も効果的である。大動脈が遮断されればそれより末梢側の出血はおおむね止血される。大動脈遮断は習得すべき止血法の一つであり，ぜひこのオプションを引き出せるようにしてほしい。

5 腹部コンパートメント症候群

多発外傷患者は循環の異常をきたしており，これを救命するためには大量輸液を必要とする。症例によっては数時間で10,000mL以上もの輸液を行わなければ循環が維持できない症例も存在する。このように循環が破綻した外傷患者救命のために大量輸液は避けられないが，この結果，腹壁や腸管の浮腫などを引き起こし，**腹部コンパートメント症候群 (abdominal compartment syndrome；ACS)** を発症することがある。ACSは，「腹腔内圧（intra-abdominal pressure；IAP）が20mmHgを恒常的に超えており，新たな臓器障害もしくは臓器不全が存在する病態」と定義されている[9)10)]。腹腔内圧が

表3-3 腹部コンパートメント症候群の定義

腹腔内圧（IAP）は完全な仰臥位で呼気終末時に測定すべきである
腹腔内圧（IAP）の正常値は，約5～7mmHgである
腹腔内圧上昇（IAH）は，IAP≧12mmHgを超えた状態と定義する
腹腔内圧上昇は以下の4つに分類される 　　Grade I ： IAP 12～15mmHg 　　Grade II ： IAP 16～20mmHg 　　Grade III ： IAP 21～25mmHg 　　Grade VI ： IAP＞25mmHg
腹部コンパートメント症候群（ACS）は，臓器障害を伴い，IAP＞20mmHgが持続した状態と定義する

12mmHg以上の状態をintra-abdominal hypertension（IAH）と定義するが，ACSは臓器障害を伴ったIAHと言い換えることもできる（表3-3）。ACSでの臓器障害とは，大量輸液にもかかわらず持続する代謝性アシドーシスと乏尿，気道内圧の上昇，高二酸化炭素血症，低酸素血症，頭蓋内圧亢進など臓器障害（肺，心臓，脳，腎，肝など）がそれにあたる。腹腔内圧の上昇に伴い，腹腔内の静脈還流を阻害して循環を障害するとともに，横隔膜の挙上が呼吸を障害することから，ACSは呼吸および循環を同時に障害し，患者の生命を危機的な状態に曝す病態といえる。外傷患者の大量輸液によるACS発症のメ

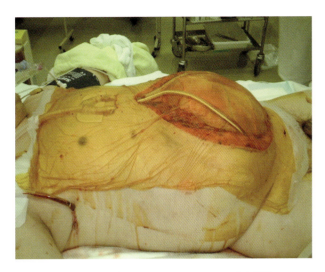

図3-7 腹部コンパートメント症候群

カニズムとしては，腹腔内臓器（おもに腸管）の浮腫，腹水の貯留，腹壁浮腫によるコンプライアンス低下などが考えられている。

このように患者の生命を危険に曝すACSが発生した場合は，迅速に腹腔内圧を減圧して病態の改善を図ることが治療の第一選択となる（図3-7）。腹腔内の減圧には，開腹減圧術を実施する。開腹にあたっては，開腹創を大きくとることが重要である。小さな開腹創で減圧を行うと，その後に再びACSを発症することがあり，1回の手術で確実な減圧ができるように心掛けるべきである。減圧後は，一時的閉腹法を使用して腹腔内圧が上昇しないように閉腹を行う（6章「8-1．一時的閉腹法」参照）。皮膚のみの皮膚縫合やタオルクリップ法などは，ACSを再発する危険性があり推奨できない。Vacuum packing closureを中心とした一時的閉腹法を用いて腹腔内圧の上昇を防止する。近年ではvacuum packの理論を基にした製品も利用可能となっている。こうした製品の活用も考慮してもよい。

文献

1) 日本外傷学会外傷初期診療ガイドライン改訂第5版編集委員会編：外傷初期診療ガイドラインJATEC．第5版，へるす出版，東京，2016．
2) Hirshberg A, Mattox KL : Top Knife : The Art and Craft in Trauma Surgery. TFM Publishing, Shrewsbury, 2005.
3) Boffard KD : Manual of Definitive Surgical Trauma Care. 3rd ed, Hodder Arnold, London, 2003.
4) 渡部広明，水島靖明，松岡哲也：外傷診療におけるチーム医療．救急医学　36：681-685，2012．
5) 久志本成樹：ダメージコントロールサージェリーの判断と術式．手術　63：285-294，2009．
6) Shapiro MB, Jenkins DH, Schwab CW, et al : Damage control : collective review. J Trauma 49 : 969-978, 2000.
7) Feliciano DV, Mattox K L, Moore E E, eds : Trauma. 6th ed, McGraw-Hill, New York, 2008.
8) 渡部広明：肝損傷に対するガーゼパッキング術；ダメージコントロールサージェリーとしてのperihepatic packing．救急医学　35：315-321，2011．
9) Malbrain ML, Cheatham ML, Kirkpatrick A, et al : Results from the international conference of experts on intra-abdominal hypertension and abdominal compartment syndrome : Definitions. Intensive Care Med 32 : 1722-1732, 2006.
10) Vidal MG, Ruiz Weisser J, Gonzalez F, et al : Incidence and clinical effects of intra-abdominal hypertension in critically ill patients. Crit Care Med 36 : 1823-1831, 2008.

4章 外傷外科看護学～外傷外科手術における看護師の役割～

Point
- 「外傷外科看護の特殊性」を理解する。予定手術の感覚では対応できない
- 外傷外科手術の過程を理解し，迅速かつ的確な診療の介助を行う
- 外傷チームの一員である看護師として主体的に役割を果たす
- 外傷外科看護の4要素を理解し活動する

1 外傷外科手術における看護の特殊性

　外傷初期診療における看護においては，外傷初期看護セミナー（JNTEC™）が開催され，外傷初期診療の重要性は，外傷診療に携わる看護師の間でも共通の認識として受け入れられている。しかしながら，初期診療で「防ぎ得る外傷死」（preventable trauma death）を回避しても，それに引き続く外傷外科手術の段階でその理念が失われるようでは，最終的な患者の救命にはつながらない。したがって，JNTEC™の理念は初期診療にとどまらず，外傷外科手術の段階においても実施されなければならない。すなわち，外傷外科手術における看護は，通常の手術看護にとどまらず，循環安定化のための手術を包括した外傷初期診療における看護である，という点で特殊であることを理解する必要がある（図4-1）。

　JNTEC™では，外傷初期診療における看護活動として9項目をあげている（表4-1）[1]。外傷外科手術においては，これら9項目に加え，患者救命に直結する重要な事項として，primary surveyにおける循環（C）の安定化を実現するための看護活動，すなわち循環の安定化のための手術施行を前提とした看護活動が必要となる。例えば，肝損傷による腹腔内大量出血においては，肝損傷部からの活動性出血を止血することができなければ，いかに大量輸血を行っても，止血剤を投与しても，救命することはできないであろう。迅速な止血術のみが救命への道標となる。外傷外科手術における看護においては，この止血術の段階においても，外傷初期看護，すなわちJNTEC™の理念に沿った手術看護活動が求められる。

　外傷外科手術に従事するすべてのチーム員が理解しなければならない重要なポイントの一つに，「外傷外科手術の特殊性」（2章「1. 外傷外科手術の特殊性」参照）の理解があげられる。外傷外科手術は，予定手術にはない特殊性をもっている。例えば，予定手術として実施される幽門側胃切除術で

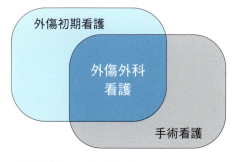

図4-1　外傷外科看護の特殊性

表4-1　外傷初期診療における看護活動

1）病院前医療におけるJNTEC™の実践
2）外傷患者のトリアージ
3）外傷患者を受け入れる環境の整備
4）救急隊員との連携
5）医療スタッフとの連携
6）診療の補助
7）患者および家族への対応
8）患者の擁護
9）記録

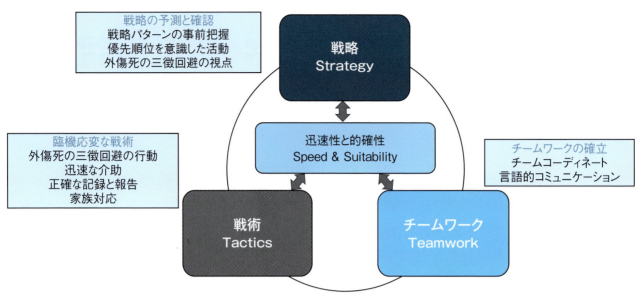

図4-2　外傷外科看護の4要素

は，医師はあらかじめ術式を決定し，患者特有の問題点（既往歴やアレルギー，解剖学的特徴など）を十分把握したうえで，起こり得る問題点を事前に把握することができる。看護師は事前に術式を理解しているため，術野の状況を確認しながら次に用意する器械を先読みして用意することが可能であり，その結果，手術時間を短縮することができる。また，手順を事前に把握していることから，いわゆる「阿吽の呼吸」と呼ばれる言葉の少ないコミュニケーションを用い，スムーズに業務を完遂することができるであろう。

　一方，急速輸液を行っても収縮期血圧が60〜70mmHg程度のショックを呈している腹部外傷の緊急手術ではどうであろうか。患者は腹腔内に大量出血をきたしショック状態である。迅速に開腹して止血を行わなければ数分後には心停止に陥る可能性が高い。こうした状況で予定手術と同じスタンスで手術に臨んだらどうなるであろうか。医師が手術を宣言した段階で，手術室看護師は直ちに手術室を用意することになるが，患者や術式に関する事前情報はほとんどなく，また患者の全身状態が悪いため，直接情報を得ることもままならない。すなわち，通常の手術前看護は実践できない。また，手術が開始されれば，腹腔内は大量出血である。医師は予定手術と比較し，術野に対して通常よりも前のめりの姿勢で手術に没頭するかもしれない。このため術野はよく見えず，今何が起きているのか，次の瞬間に医師が行う手技は何かをその場で把握することはほぼ不可能である。医師の指示を先読みしなければ，医師のスピードについていけず器械出しは遅れ，手術時間は長くなってしまう。さらに，外傷外科手術においては，患者の緊急度・重症度が高いほど，damage control surgeryをとる頻度が高くなる。これは，予定手術にはない特殊性そのものであり，その概念と実際に行うべき内容を十分に理解しておかなければ，迅速に手術を終了することはできない。Damage control surgeryにおいては，手術時間を短縮することは患者救命のうえできわめて重要な事項である。そのためには，迅速かつ的確な手術看護活動が要求される。また，患者の状態が不安定であればあるほど治療の場は混乱する。業務の遂行のためには，チーム員とのコミュニケーションを密に図る必要がある。

　以上のように，外傷外科手術における看護には，予定手術にはない特殊性がある。このため，外傷外科手術に従事する看護師には，この**「外傷外科看護の特殊性」**を理解し実践することが求められる。具体的には，以下の4つの点を意識して活動することが重要である。それは，①迅速性と的確性，②戦略の予測と確認・外傷死の三徴回避の視点，③臨機応変な戦術，④チームワークの確立，の4つである（図4-2）。この外傷外科看護に必須の4要素は，SSTTの4要素〔迅速性と的確性（speed & suitability），戦略（strategy），戦術（tactics），

チームワーク（teamwork）〕に対応している。これらを理解し実践することにより，患者の救命につながる迅速な外傷外科手術が実現できる。以下，この4要素について概説する。

2 外傷外科看護の4つの要素

1) 迅速性と的確性

緊急手術は，いわば「時間との戦い」である。とりわけ，damage control surgeryを多用する外傷外科手術においては，damage control surgeryの第1ステップである初回手術終了までの時間をいかに短縮させるかが患者救命の鍵となるため，治療そのものに加え，看護活動の迅速性が要求される。まず，手術室や血管造影室など治療のための部屋と機器，輸血，薬剤の準備を迅速に行うことが必要である。また術中においては，器械出し，出血量の把握と報告，手術終了後の移動先の調整などのマネジメントを迅速に行うことは，治療時間短縮のための重要なポイントとなる。

一方，外傷外科手術における看護活動においては，迅速性と同時に的確性が要求されることが多い。治療戦略の把握，術式の把握，手術を含む治療経過の記録，めまぐるしく変化するバイタルサインの把握，臓器虚血時間の把握，針やガーゼなどの診療材料の管理など，看護活動において的確に行われるべき項目は多岐にわたる。

また，後述するように，「外傷死の三徴」を把握し回避するための介入は，外傷外科看護においてきわめて重要であり，迅速性・的確性のいずれも求められる。

このように，外傷外科手術における看護活動においては，どの項目に迅速性，的確性が求められるのかを把握し整理しておくことが必要である。これにより，手術の緊急度にかかわらず，常に患者が安全に手術を受けることが可能となる[2]。

2) 戦略の予測と確認

手術を含めた治療経過において，戦略は患者のバイタルサインの変化とともに刻々と変化する。また，体幹部外傷患者は，損傷部位，損傷形態とも実に多様であり，患者ごとに2つと同じ損傷パターン

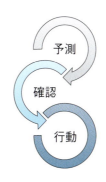

図4-3 外傷外科看護における戦略の連鎖

はないといっても過言ではなく，治療戦略のパターンが多数存在し得る。外傷チームの看護師には，このような治療戦略パターンを事前に複数イメージしておくとともに，実臨床においては，治療戦略を予測し行動することが求められる（「戦略の予測」）。治療戦略を予測することにより，想定される戦術を考え，行動を前倒しすることが可能となる。

また，治療戦略に関する情報を医師に確認し，外傷チーム内で共有することはきわめて重要である（「戦略の確認」）。チームリーダーである医師は，治療戦略を明確に宣言し，これをチーム員と共有できているか？　看護師は，治療戦略を十分に理解し，自身の予測内容との相違点があれば適宜修正し，優先順位を考えてさまざまなオーダーに対応できているか？　これらを常に評価し，看護師の視点から改善を要する点があれば，積極的に介入する姿勢が必要となる。

このように，外傷チームの看護師は，「戦略を予測し，確認し，行動する」一連の活動を繰り返すことにより，迅速かつ的確な診療の介助が可能となる（図4-3）。

また，いかなる治療戦略においても，外傷患者特有の生理学的特徴である「外傷死の三徴」を回避する視点は必須である。治療戦略は外傷死の三徴を回避するためのロードマップにほかならないことを理解しておくべきである。

3) 臨機応変な戦術

外傷外科手術では，術中所見により流動的に変化する戦術に柔軟に対応し手術時間を短縮させるため，熟練したスキル（テクニカルスキル・ノンテクニカルスキル）が求められる。具体的には，外傷患者の生理学的特徴や外傷外科手術手技など，戦術を

理解するための医学的知識（テクニカルスキル）や，戦略や戦術を常に医師に確認し情報を共有するためのコミュニケーション能力（ノンテクニカルスキル）が必要となる。

例えば，重症肝損傷の患者が搬送された場合，患者救命に向けた戦略を遂行するために，手術場所はどこにするのか？ 手術室に移動できるのか？ 移動できない場合は何をどのように準備するのか？ 人員の確保はどうするのか？ 輸血準備，体温管理は？ 手術では何が必要か？ などの戦術を医師と共有する必要がある。また，器械出し看護師は術野の状況が確認できないなかで，現在の状況を速やかに医師に確認し戦術を理解して，必要な機器を手元にあらかじめ用意しておくことが求められる。これらの業務を円滑に遂行するためには，手術を含めた外傷治療戦略の具体的な内容について理解しておくことがきわめて重要である。SSTTコースにおいて，外傷外科手術の具体的手技を含め，医師と同一の内容を学習する意義はここにある。

外回り看護師には，戦術遂行のために必要な物品を速やかに供給するスキルが求められる。また，外傷死の三徴予防のための対応も外回り看護師の重要な役割である。以下にその戦術の具体的な内容について述べる。

（1）外傷死の三徴回避のための戦術
①低体温の予防

外傷患者は予定手術患者と比較して低体温になりやすい。救急初療室に搬送された段階ですでに35℃を下回っていることもしばしばであり，初期診療の経過中にさらに体温は容易に低下する。外傷患者の手術室入室時と退室時の患者体温を比較した検討によると，入室時と退室時の体温は正の相関を示し，低体温で入室した患者は低体温で退室する傾向が認められた（図4-4）。これは，手術室入室前から低体温を予防することの重要性を示した結果である。このように，外傷患者においては術前からの積極的加温がきわめて重要である。低体温を予防する視点をもって，術前の看護活動を展開すべきである。

外傷時の出血性ショックにおける低体温は，循環血液量の減少から組織灌流が低下することが原因である。組織灌流の低下に対する根本的解決策は，一

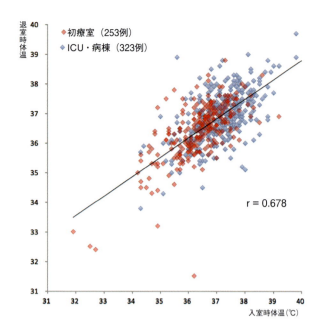

図4-4 外傷患者の手術室入室時体温と退室時体温の関係
初療室とICU・病棟から手術室に入室した症例の手術室入室時体温と退出時体温の関係を示す。入退出時の体温には正の相関がみられ，低い体温で入室したものは低いまま退出する傾向がみられる。また，病棟からの手術例に対して初療室からの手術例は体温が低い傾向にある

刻も早く止血することであるが，低体温を回避するためには，積極的加温と同時に循環血液量を増やして組織灌流を増加させることも必要となる。対応策の一つに，加温した輸液・輸血の投与があげられる。ME機器を使用し加温された輸液・輸血が投与できるよう配慮する（図4-5 a～d：ベルモント®ラピッドインフューザー，レベル1®システム1000，ベアーハガー™，バディ™ライトなどの使用）。

治療経過中，患者の体表面は常に外気に曝されているため，救急室内の室温を上げて室温を調整する。治療の妨げにならない範囲で，毛布などの掛け物で不必要な露出を避け，温熱空気ブランケットなどで加温を行うべきである。濡れた体表・シーツは低体温を助長させるため，術中の出血・洗浄液などの背面への水分流入を防水シートなどにより防止し，低体温の助長を最小限にすることも必要である。

②血液凝固障害の予防

外傷患者は大量出血の結果，容易に血液凝固障害を引き起こす。このため新鮮凍結血漿などの緊急輸血が速やかに可能となるように，あらかじめ準備を開始しておく。具体的には，輸血の投与総量や輸

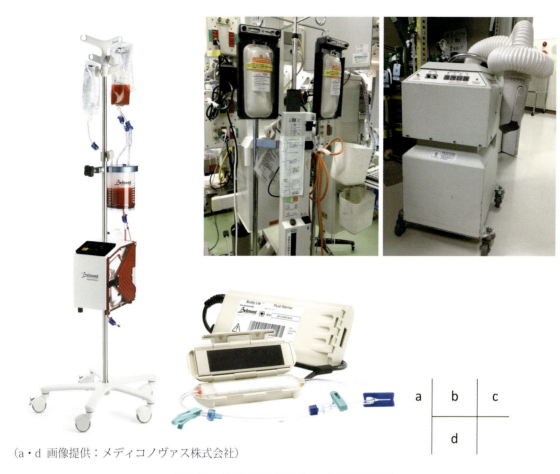

(a・d 画像提供：メディコノヴァス株式会社)

図4-5　体温管理を行うためのME機器
a：ベルモント ラピッド・インフューザーRI-2, b：レベル1®, c：ベアーハガー™,
d：Belmontバディライト フルイドウォーマー

在庫量などを把握し，新鮮凍結血漿の融解準備（血漿融解装置の準備）を行う。院内の大量輸血プロトコルがある場合は，その手順について把握しておくべきである。大量輸血の副作用（低カルシウム血症など）発生についても確認する。

③代謝性アシドーシスの把握と進行防止

ショックが持続すると代謝性アシドーシスとなる。ショックの早期離脱のために，十分量の輸血や止血術が迅速に行えるよう準備する。また，アシドーシスの状態を把握し，その情報を医師と共有することが重要である。

(2) 迅速な介助のための工夫

Damage control surgeryに迅速に対応できるための工夫を各施設で考えるとよい。例えば，自動縫合器の種類やガーゼの形態など診療材料の統一化や，器械のセット化（初期開胸セットの作成など），肝縫合・心縫合のプレジェットのセット化などである。プレジェットの準備においては，サイズや糸の掛け方など，手術手技の標準手順をチーム内で統一

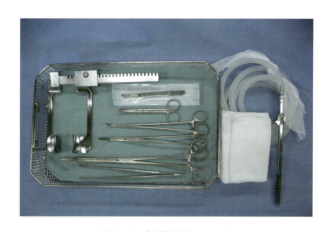

図4-6　初期開胸セット
蘇生的開胸術での開胸・直接心マッサージ，肺門遮断，大動脈遮断のためのセット

しておくとよい。

器械のセット化の例として，迅速な蘇生的開胸術のために考案された初期開胸セットを示す（図4-6)[3]。これは開胸から直接心マッサージ，肺門，大動脈遮断までの必要最低限の手技を実施するための器械がセット化されたものである。ガーゼはカウ

ントを容易にするため，柄付ガーゼ5枚のみとしている。さらに，器械を入れたトレイを，広げれば器械台カバーとなる梱包材で包んだ状態で滅菌している。これにより医師による「開胸の宣言」から30秒以内で，医師1名のみで蘇生的開胸術を開始することが可能となるばかりでなく，医師が開胸を開始している間に，本来の開胸セットを準備することで，胸部のあらゆる手術に対応できるよう準備を開胸術開始と並行して行うことが可能となる。

また，戦術に合わせた迅速な器械出しができるよう，どのような器械が必要かという事前の知識の整理が必要である。

(3) 正確な記録と報告

外傷外科手術を含む外傷診療において，記録を正確に行うことは重要であり，外傷診療に携わる看護師にとって必須のスキルである。正確な記録物は，めまぐるしく変わる患者の状態把握に役立つばかりでなく，情報共有やフィードバックのためにも有用である。また，患者を適切に診療した証拠を記録として残すことは，患者の擁護にもつながる。

外傷チームの看護師には，外傷診療における慌ただしい環境のなかで，診療補助などほかの重要な業務と並行して，詳細かつ正確な記録を残すことが求められる。記録専従の看護師配置や，電子カルテにおいて簡単なキー操作で入力可能なデフォルトコメントの事前準備など，さまざまな工夫を検討するとよい。

外傷外科手術を含む外傷診療において，看護師からの適切な「情報提供」は，治療戦略決定にかかわる重要な判断要素になり得る。すなわち，外傷チームの看護師は，診療中に自身が得た情報を正確に記録することにとどまらず，その情報を取捨選択し，適切なタイミングで医師をはじめとしたチーム員に報告することが重要である。

(4) 家族対応

重症外傷患者の家族は，突然，命の危険を伴う外傷という大きなイベントに遭遇し，動揺や怒りなどの情緒反応が出やすいことに加え，家族関係や社会的背景について，医療者が十分に把握する時間的余裕がないことから，コミュニケーションの確立が困難なことが多い。一方，患者家族は突発的な事象に対応する準備ができていないことも多く，他者の支援を受けやすい環境におかれるため，看護師を含む医療スタッフが適切に対処すれば，信頼関係を築きやすい状況にあるともいえる。一般的に，外傷患者家族の初期のニードとして，情報と保証に関するものが高いとされる。

外傷チームの看護師は，このような重症外傷患者家族の心理状態についてあらかじめ理解し，家族の精神的な援助と情報収集を行うことが求められる。具体的には，落ち着いた態度で患者の状況（医療者が全力で治療と看護を行っていること）を伝えるとともに，患者の病歴などに関する情報を聞き取る。また，可能な限り早急に医師が病状を説明できるよう調整することも重要である。

4）チームワークの確立

外傷診療，とりわけ外傷外科手術には，チームワークの確立が必須であり，看護師の役割は非常に大きい。外傷初期看護を始めるにあたり，看護師リーダーを明確にすることが重要である。また，外傷外科手術の特殊性は，チームワーク確立の観点においても顕著に認められる。外傷外科手術にかかわる看護師は，この特殊性を理解し活動する必要がある。

(1) 看護師が行うべきチームコーディネート

外傷外科手術におけるチームコーディネートは，医師のみではなく看護師も積極的にかかわることが求められる。医師により治療戦略は宣言され，チーム全体で情報が共有できているか？医師の宣言した治療戦略は，看護師として了解可能であるか？各職種のチーム員に過不足はないか？出血量はどの程度で，輸血の準備は追いついているか？手術終了後に移動する予定となっている部門との調整は？　移動先の部屋や使用する器械の準備は適切に行われているか？治療の場をコントロールするため，外傷チームの看護師は，医師と同様にこのような点を常に評価するとともに，介入する必要があると判断すれば，看護師リーダーに報告することが必要である。看護師リーダーは，チーム員からの情報を集約し，必要に応じて医師に報告するなどの介入を行うべきである。

看護師には上記のような主体的活動が要求され，チーム全体を把握しコーディネートする視点が必要

となる。

(2) 外傷外科看護の特殊性からみたコミュニケーションの重要性〜脱 阿吽の呼吸〜

一般に予定手術では，看護師と術者，さらには看護師と麻酔医との間のコミュニケーションは最低限の言葉を用いて，「阿吽の呼吸」で行うほうが賢明であると考えられている[4]。しかし，事前の患者情報がほとんどなく，開腹や開胸したのちに術式が決定する外傷外科手術では，予定手術のように治療戦略や戦術を事前に把握することは不可能である。したがって，このような場合に言葉が少ないコミュニケーションを利用した場合，むしろ迅速性に欠け，エラーを生み出すなど，悪影響を及ぼすことがある。こうした外傷外科手術の特殊性を理解することなく，予定手術の感覚で手術を進めると，思わぬトラブルを起こしかねない。医師は術野の情報を口頭で的確に看護師を含むすべてのチーム員に伝達する必要がある。この過程が行われなければ，看護師は情報が得られないまま手術戦術を予測しなくてはならないため，手術時間のロスが発生する。

一方，看護師の視点で考えると，医師が手術操作に没頭し術野の情報を共有することを怠った場合，積極的に声をかけ情報を取りに行くアプローチが重要となる。これにより術野の情報を収集し，器械の準備を迅速に行うことが可能となる。予定手術において賢明とされる「阿吽の呼吸」を重視した活動は，外傷外科手術においては，迅速で的確な手術看護に結びつかない。医師を含む多職種との，明確で効果的な言語的コミュニケーションを構築し，情報をチームで共有することが重要である（5章「3. チームワークの構築に必要な要素」参照）。

文献

1) 日本救急看護学会監：外傷初期看護ガイドラインJNTEC．第4版，へるす出版，東京，2018．
2) 加藤京子：ダメージコントロール手術でのガーゼカウント．手術看護エキスパート　9：40-46，2015．
3) 渡部広明，冨田直美，井戸口孝二，他：救急室緊急開胸の時間短縮を目指して；新たな「開胸初期セット」の有用性．日外傷会誌　23：270-273，2009．
4) 十蔵愛子：手術室看護師が用いる看護技術の特徴；手術室準備から執刀までの外回り看護師の実践から．日手術看会誌　5：5-13，2009．

5章 チームワークの構築

Point
- 「チームワーク」の重要性を認識せよ！
- チームの目的と戦略を明確にし，メンタルモデルを共有せよ！
- リーダーシップ次第でチームワークは崩壊する
- 効果的なコミュニケーションを心掛けよ！
- 状況を口頭で伝えることで，チームの円滑な相互支援が実現できる

　外傷診療に必要不可欠なスキルとして，「テクニカルスキル」と「ノンテクニカルスキル」がある。「テクニカルスキル」とは，業務を遂行するために必要な専門的な技術や知識のことであり，例えば胸腔ドレナージ，開胸大動脈遮断などの外科的処置および手術手技，JATEC™やJETEC™などで示される外傷診療に必要な知識のことをいう。それに対し「ノンテクニカルスキル」とは，テクニカルスキルを支える，自己管理や社会性の技能を指し，主にリーダーシップ，コミュニケーション，状況認識，意思決定などの能力のことをいう（表5-1）[1]。外傷診療は「チーム医療」であり，テクニカルスキルだけでは到底遂行できるものではなく，ノンテクニカルスキルは必要不可欠な能力である。外傷診療においてはノンテクニカルスキルのなかでもとくに，「チームワーク」に関する能力が重要であるといわれるが，この「チームワーク」とは何かと問われたとき，どれほどの人が即答できるだろうか？

　「チームワーク」という言葉は日常的にしばしば使用されるが，その意味するところを明確に表現することはきわめて難しい。厚生労働省の「チーム医療の推進に関する検討会」によると，チーム医療とは，「医療に従事する多種多様な医療スタッフが，各々の高い専門性を前提に，目的と情報を共有し，業務を分担しつつもお互いに連携・補完し合い，患者の状況に的確に対応した医療を提供すること」としている[2]。一般的には，「チームワーク」とは，ある共通の目的を達成するために集まったグループにより，観察・思考・計画・実施といった工程を繰り返しながら行う仕事，と定義されている。漠然とした表現でイメージしにくいが，このなかにはいくつか重要な要素が含まれている。

　その一つは，「チームワーク」には必ず目的が必要であるということである。目的のないところにチームワークは成立しない。また，チームワークが個人である単体ではなく，集団で行うものであるがゆえに「船頭」が必要である。この「船頭」が判断を誤れば，チームワークは構築できない。集団の中の個人は，チームの目的に向かって業務を分担（分業）し，個々の力を発揮することで個人が成し遂げる以上の成果を上げることも可能となる。さらに，集団で行動するために個々のコミュニケーションも重要である。このように考えると，「チームワーク」は，これらの重要な要素が満たされたときに初

表5-1　外傷診療に必要な能力

☑ **テクニカル**スキル
職務を遂行するために必要な専門的な技術や知識などの能力
　例）胸腔ドレナージや開胸大動脈遮断など，処置や手術の技術
　　　JATEC™，JETEC™などで示される外傷診療に関する専門的知識

☑ **ノンテクニカル**スキル
テクニカルスキルを補い，安全で効率的に職務を遂行するための社会的・認知的な能力
　例）リーダーシップ，コミュニケーション，状況認識，意思決定など

表5-2 チームワークの類型

第1型：指揮命令型チーム　手術室型
　固定された専門技能を発揮
　高度に制度化された専門技能のヒエラルキー
　常にリーダーの指揮で業務をする

第2型：共同体チーム　救急型
　専門技能ヒエラルキーは緩い
　チーム員の自由度は拡大

第3型：機能的チーム　リハビリチーム型
　チーム員に固定したポジションなし
　相手の弱点をカバーし合う

めて構築されるものである。

1 チームワークの類型

医療におけるチームワークにはいくつかの類型が存在する。前沢らはチームワークを3つに類型し、その特徴をまとめている[3]（表5-2）。

1) 第1型：指揮命令型チーム

チーム員のそれぞれは役割が固定されており、その役割を果たすために各人が専門技能を発揮している。このチームには高度に制度化されたヒエラルキー（指揮命令系統）が存在し、常に強力なリーダーの指揮下で業務を行っている。こうしたタイプのチームは手術室型ともいわれ、手術室で行われるチーム医療がその典型である。

2) 第2型：共同体チーム

専門技能を発揮しつつも比較的緩やかなヒエラルキーのなかで活動を行うチームで、各チーム員の活動における自由度は第1型よりも拡大した傾向がみられる。こうしたタイプのチームは救急型ともいわれ、救急外来などでのチーム医療がその典型とされる。

3) 第3型：機能的チーム

各チーム員には固定したポジションや役割は少なく、それぞれのチーム員が相手の弱点をカバーし合いながらチームワークを構築するタイプである。各職種が集まって構成されるがそのリーダーは必ずしも医師である必要はない。こうしたタイプはリハビリチーム型とも呼ばれ、NST（Nutrition Support Team）やRST（Respiratory Support Team）などがその典型とされる。

外傷チームは上記のタイプに分類すると、一定のヒエラルキーのなかで、ある程度の個人裁量も認められており、第1型と第2型の融合型と考えられる。

2 チーム員の役割と指揮命令系統

外傷チームを構成するチーム員には、外科医（一般外科医、外傷外科医）、救急医、麻酔科医、集中治療医、脳神経外科医、整形外科医などの医師に加えて、外傷診療に習熟した看護師（外傷看護師）、診療放射線技師、臨床検査技師、臨床工学技士などが含まれる。こうしたチーム員を効果的に活動させるためにはチームリーダーの役割が重要となる。チームリーダーは手技を行わずチーム員全体をコーディネートすることに努めるのが理想的であるが、人員が少ないなどリーダーが業務を兼ねなければならない場面は多い。また、現場には多くの医師が活動しているが、各医師から看護師などに直接指示が出されると現場が混乱をきたすことから、各チーム員への指示出しはリーダーを介して一元化されるべきである（図5-1）。リーダーはチーム員からの情報を統合し、意思決定を行い、指示を出す。こうすることで現場の混乱が抑えられ、統制のとれた円滑な診療が実現できることから、リーダーを頂点とした明確な指揮命令系統の確立を目指すべきである。多種多様な職種が集まって構成される外傷チームは、統制がとれなければその能力を最大限に発揮することは不可能である。

3 チームワークの構築に必要な要素

米国連邦政府は、航空業界のCRM（Crew Resource Management）や軍隊のオペレーション、原子力機関といった高信頼性組織におけるチームワークに関する研究をはじめとする20年余にわたる科学的エビデンスを医療に応用して、「TeamSTEPPS®（チームSTEPPS）」を開発した。チームSTEPPSは「Team Strategies and Tools to

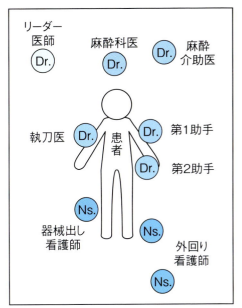
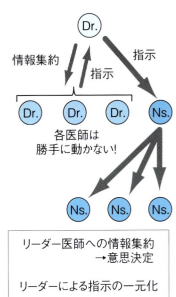

図5-1　チーム員の役割と指揮命令系統

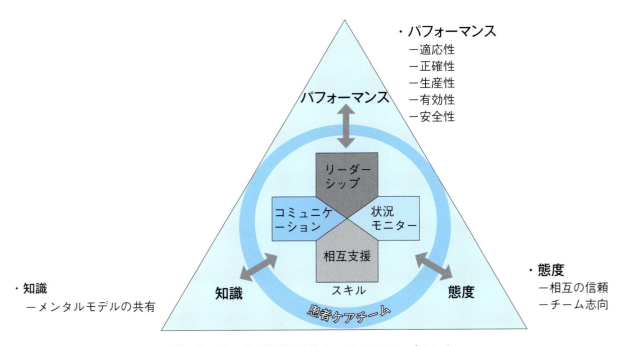

図5-2　チームSTEPPSの4つのコアコンピテンシー

Enhance Performance and Patient Safety」（チームとしてのよりよいパフォーマンスと患者安全を高めるためのツールと戦略）の略であり，医療の質・安全・効率を改善するエビデンスに基づいたチームワーク・システムである[4)5)]。とくに医療安全分野でその有用性が確認され，わが国でもすでに複数の医療機関で導入されている[6)]。

チームSTEPPSでは，チーム医療の実践に必要な能力（コンピテンシー）として「コミュニケーション」「リーダーシップ」「状況モニター」「相互支援」の4つを提案している[4)-6)]。これら4つのコンピテンシーは個々に独立したものではなく相互に強く関連し合っており，医療チームのメンバーがこれらを実践することで，「知識」「態度」「パフォーマンス」の3つの側面からアウトカムが得られる（図5-2）。すなわち「知識」として患者ケアにかかわる状況に関して共通理解が得られ（メンタルモデルの共有＝共通認識の確認），「態度」として相互の信頼とチーム志向が生まれ，そして最終的に，適応性・正確性・生産性・有効性・安全性の面から，

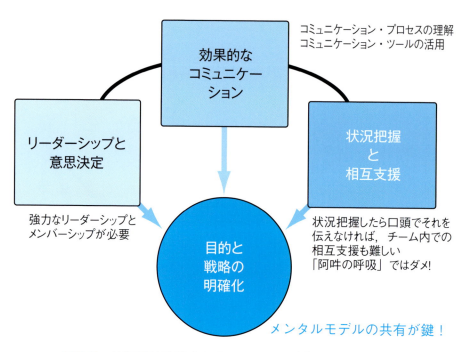

図5-3 外傷外科手術時のチームワーク形成に重要な4要素

チームの「パフォーマンス」が向上するとされる。

ここでは割愛するが，チームSTEPPSはこれら4つの実践能力（コンピテンシー）を実現・発揮するための「行動とスキル」「ツールと戦略」について詳細に言及しており，外傷チームを運営するうえで非常に有用なツールを提示しているのでぜひ参考にしてほしい。

さて，外傷外科手術において，「医療の質」の向上とはつまり，重症外傷患者の救命である。よって先にあげたチームSTEPPSの4つの実践能力（コンピテンシー）は，外傷外科手術という緊急度の高い環境で構築されるチームワークにおいても必要不可欠といえる。では外傷外科手術において「ベストチーム」を構築するために，われわれは具体的に何を行ったらよいのであろうか。

突然の手術時においてチームが達成すべき重要な要素についてチームSTEPPSをヒントに考えると，「目的と戦略の明確化」「リーダーシップと意思決定」「効果的なコミュニケーション」「状況把握と相互支援」の4要素にまとめられる（図5-3）。本章では外傷外科手術時にチームワークを形成するうえで重要と考えられるこの4要素について，それぞれ考えていく。

①**目的と戦略の明確化**
②**リーダーシップと意思決定**
③**効果的なコミュニケーション**
④**状況把握と相互支援**

1) 外傷チームの発動と多部署との連携

外傷診療においては初療からの外傷チームによる対応が望ましく，まずチーム発動が円滑に行われるような体制を構築することが肝要である。チームの円滑な発動なくして良好なチームワークは形成し得ない。外傷患者受け入れ時に外傷チームを発動するかどうかは，救急隊からのMIST（Mechanism, Injury sight, Signs, Treatment）に沿った情報をもとに決定する。救命救急センターにおいては，救急隊の外傷プロトコルに沿ってLoad & Go症例が搬送されるため，すべての外傷搬送症例が外傷チーム発動の適応となる[7]。外傷チームの発動システムとして「トラウマコード」を採用する施設もある。具体的には医療用SNS（Social Network Service）やEメールなどを使用し，外傷チーム員（救急医，外傷外科医，放射線科医，麻酔科医，集中治療医，看護師，診療放射線技師，臨床検査技師など）に外傷患者搬入の一報が配信され，チーム員はそれに応じて患者搬入前に初療室に参集する（図5-4）。このような「スイッチ」が入ることで，これ以後の「迅速性と的確性（speed & suitability）」を意識した対応につながる。

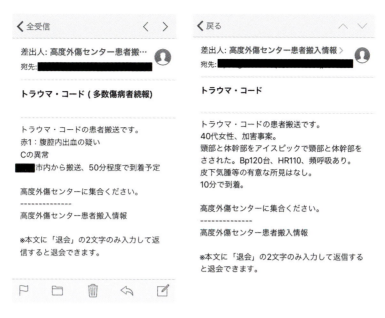

図5-4 「トラウマコード」

　また重症外傷患者を受け入れる際，連携をとるべき部署は初期対応から実動する救急外来の内部だけではない。患者来院後の迅速な移動を可能にし，迅速な治療開始を実現するためには，手術室や血管造影室，集中治療室など，多くの部署との連携が必要不可欠である。救急外来以外の関連各部署にも迅速に「スイッチ」を入れられる体制を構築しておくことが重要であろう。先に述べたトラウマコードは，このような多部署連携においても有用なツールであるといえる。

2) 目的と戦略の明確化

　外傷チームの目指す目標は，損傷臓器の修復ではなく，「患者の救命」である。そのロードマップともいえるものが，「戦略」である。例えば，重症肝損傷で腹腔内大量出血をきたした患者に外傷死の三徴が今まさに揃おうとしている状況であれば，この患者にとるべき戦略は，ダメージコントロールである。ダメージコントロールという戦略をチーム員はいずれも共通の認識としてもち，その方向にチームが動いていく必要がある。すなわち，「戦略の明確化」が外傷外科手術における目標設定上，非常に重要となってくる。具体的には治療方針を決定すべき医師リーダーが手術野の情報をもとに，とるべき戦略を決定する。執刀医のみが心のなかに思い描くだけでは十分ではない。この決定した治療戦略をチーム員全員の共通認識とすることで，個々人の行動指針を明確にすることが可能となる（メンタルモデルの共有）。予定手術では術前に術式が決定されているので，いちいち口頭で状況判断を伝えるということを通常は行わないが，術野の状況で戦術が決定される外傷外科手術においては，これを口頭で宣言し，迅速な器械の用意につなげる必要がある。看護師の視点に立てば，予定手術では言葉少ないコミュニケーションが高いスキルの象徴とされている感もあるが，外傷外科手術では医師からの情報や術野情報が得られなければ次なる行動指針が立てられない。キーワードは，「情報の共有化（＝メンタルモデルの共有）」である。ゆえに寡黙なリーダーはテクニカルスキルが優れていても，必ずしも優秀なリーダーとはいえないのである。

●ブリーフィングの重要性

　リーダーはチーム内での「メンタルモデルの共有」のため，定期的（時には不定期）にブリーフィング（≒作戦会議）を行い[5]，目的と戦略を明確化することが重要である。チームSTEPPSのブリーフィングチェックリスト[8]によると，ブリーフィングでは，「チーム員には誰がいるか」「目標は何か」「役割と責任が理解されているか」「ケアの計画は何か」「スタッフ数は確保されているか」「スタッフの仕事量は適切か」「その他の医療資源は十分か」の

7項目を確認することとされている。ある施設でのブリーフィングの様子（図5-5）と実際に使用されているブリーフィングチェックリストを例として提示する（図5-6）。ブリーフィングは患者搬入前や手術開始前に行うことが望ましいが，チーム活動中にリーダーおよびメンバーが状況認識を再確認するために行う臨時打ち合わせ（ハドル）も，とくに現場が混乱し始めた場合などには有用であり推奨される。

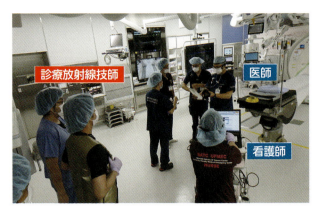

図5-5　診療前のブリーフィング

3）リーダーシップと意思決定

チームリーダーは，チームを正しい方向へと導く水先案内人（船頭）であり，リーダーシップが求められる。リーダーシップの概念に関してはさまざまな意見があり一定の見解はないが，一般的には意思決定を行う指揮能力，労力や資源を分配する管理統制能力，心的作用による統制能力の3つからなると考えられている。

小林はリーダーシップに必要な要素として，「リーダーシップの5原則」を提唱している[9]。①相手個人ではなく事実に焦点を当てて話す，②相手の自信と自尊心を尊重する，③周囲との建設的な関係を大切にする，④改革・改善のためのイニシアティブを発揮する，⑤自ら実践して模範を示す，の5つをリーダーに求められる資質として示している。

一方，グループ・ダイナミクス（集団力学）を専門とする吉田はリーダーシップを「他者に対する"影響力"」と定義している[10]。その影響力の決定因子として，「特性論」と「行動論」が考えられている。「特性論」とは，リーダーシップの良し悪しは，個人の資質や性格によって決まるものと考えているが，特性だけがリーダーシップに必要な条件とは考えにくい。そこで登場したのが，「行動論」である。「行動論」では，リーダーの良し悪しは，リーダー個人の「行動」で決まると考え，リーダーにとって重要な要素は行動するか，しないかであると規定している。この両者を考えると，「特性論」をとるかぎり，個人のリーダーシップの向上は期待できないが，「行動論」を採用すれば，行動によりリーダーシップの向上が期待できる。グループ・ダイナミクス（集団力学）においては，リーダーシップを行動ととらえることの妥当性を多くのデータが明らかにしている。

リーダーシップというと，リーダー個人の資質や能力としてとらえられがちである。しかし，「影響力」を与えているのはリーダーだけではなく，個々のチーム員がお互いに「影響力」（フォロワーシップ）を行使しつつチームを維持している。このなかでリーダーがとりわけ強い「影響力」を発揮していると考えるべきである。例えばレオ・レオニの有名な絵本「スイミー」では，スイミーが仲間に自分が目になることを伝え，皆で1匹の大きな魚のようになり宿敵であるマグロに食べられないように協力しよい結果をもたらした[11]。スイミーがリーダーとしての影響力（リーダーシップ）を，仲間がチーム員としての影響力（メンバーシップ）を発揮しているのである。共通の目的に向かってメンバーが自己の責任を果たすことは，メンバーそれぞれが自分の立場から影響力を発揮することにほかならず，ゆえにリーダーシップとはチーム員全員が考えなければならないテーマといえる。

またリーダーがより的確なリーダーシップを発揮できるためには，リーダー自身をチームに知らせ（自己開示），そして他人を知るとともに，他人のもつ自分に対するイメージをも確認しておくことが重要である。自他との関係で，対人関係力をアップするためのヒントとして，「ジョハリの窓」を用いた評価方法がある（図5-7）。「ジョハリの窓」は，米国の心理学者Joseph LuftとHarry Inghanの2人が1955年に提唱したことからこのように呼ばれている[12]。縦軸に「他人」，横軸に「自分」を設定し，それぞれ「知っている」「知らない」の4つの領域に分類している。自分も他人も知っている「開放の

ブリーフィングチェックリスト

☐ 患者	☐ 氏名	☐ 年齢　　　歳	☐ 男性　☐ 女性
☐ 要請内容	☐ 患者状態	☐ 施行済みの処置	
☐ 戦略	☐ 戦略宣言		
☐ 人員	☐ 役割分担	☐ 応援要請	
☐ 物	☐ 準備物品	☐ 輸血準備	
☐ 場所	☐ Hybrid-ER室	☐ CTポジション	☐ インターベンションポジション
	☐ 初療室1	☐ 初療室2	☐ 初療室3
☐ 搬送手段	☐ 救急車	☐ ドクターカー	☐ ドクターヘリ　☐ 防災ヘリ
☐ 病院到着予定時刻	☐ 　　分後	☐ 　時　　分	
☐ 質問			

最後に…

☐ 検査オーダー
☐ 録画準備　☐ 術野カメラの位置　☐ ウェアラブルカメラ装着
☐ マイク装着
☐ 室温
☐ プロテクター装着

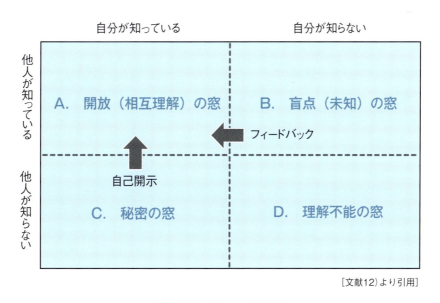

図5-6　ブリーフィングチェックリスト

［文献12）より引用］

図5-7　ジョハリの窓

窓」では，お互いスムーズなコミュニケーションが実現できる。自分は知っているが他人は知らない「秘密の窓」では，自分が自己を他人に開示することで（自己開示），お互いの理解を深めることが可能となる。自分をどれだけ開示できるかによって，「開放の窓」のほうへと発展することができる。一方，自分は知らないが他人が知っている「盲点の窓」では，著しい誤解が発生していることがある。この場合，他者からのフィードバックによって新たな自分を知ることで，対人関係を改善することができる。

　このように，自分と他人との間にある認識のずれ

が，相互理解の障害となり得ることを理解できれば，チーム内においてこの認識のずれを解消するために普段から話し合う機会をもつことの重要性に気づくことができる。

緊急で行う外傷外科手術では，チームを統括して率いるために，心にとどめておくべき重要事項がほかにも存在する。目標達成のために不都合な事態が発生した場合，相手を攻撃したり非難したりしてしまいがちであるが，それは根本的な問題解決とならないばかりか，チーム内の関係を崩壊させてしまうことになりかねない。また，外科手術など経験値の高いものと低いものが存在するチーム内におけるリーダーシップで注意を要するものに，「権威勾配」の適正化がある。

権威勾配とは，もともと航空業界において飛行機内のコックピットの中での機長と副操縦士との関係を表したものである。現在では，マネジメントの評価指針として活用されており，二者の関係の権威勾配が大きくなると大事故につながると考えられている。この考え方は外科手術など技術的な要素の強い環境下でも十分に適応できる。チームリーダーの権威が弱いとチームを牽引することができず，誤った判断を起こしかねない。一方，リーダーの権威が強すぎると，周囲の意見を受け入れない環境に陥り正しい方向にチームを導くことができず，患者の生命を危険に曝すことにつながる。このような状況を回避するためには，権威勾配を適正状態に保つことが必要であり，リーダーの過ちを正すことができる環境をチーム内に作ることが重要となる。

また，グループで行動するなかで注意すべき危険なリーダーシップも存在する。とくに個々人としては優秀な人たちが集まってチームが形成された場合に，チームの統率を乱すまいと行動することで，結果的にとんでもない致命的な判断を下してしまうことがある。これを**集団思考（group think）**という[13]。集団思考の典型例として，米国ケネディ政権期に発生したピッグス湾事件の対応が有名である。この事件は，キューバ革命により誕生した社会主義政権を打倒することを目的として，1961年にケネディ政権が立案実行したキューバ侵攻作戦である。この作戦計画は米国中央情報局による作戦リスクの過小評価などにより結果的には大失敗に終わり，のちに内外から無謀な作戦であったと厳しく批判されることとなった。米国政府のようにきわめて優秀と考えられる人材の集団であるがゆえに発生した，リーダーシップの危機的状態である。

集団思考が発生する要因には，①自分のチームの力と道徳性を過大に評価しすぎること，②閉鎖的な心理状態に陥ること，③集団全体が統一されすぎていることにより自由な意見が言えない圧力が存在すること，などが指摘されており[13]，意思決定には細心の注意が必要である。その他，「スペースシャトルチャレンジャー打ち上げ事故」「ウォーターゲート事件」「ベトナム戦争の拡大政策」などが集団思考の実例として知られている。集団にはこうした恐ろしい一面が存在することも念頭に置いておく必要がある。

4）効果的なコミュニケーション

良好なコミュニケーションは，チームワークの構築にはなくてはならない。コミュニケーション学においては，「コミュニケーション」を「シンボルを介した当事者間の相互作用のプロセス」と解釈している。コミュニケーションとは良好な会話であると誤解されがちであるが，決して会話や言語だけで成り立っているものではない。それは発信者の表情やそぶり，行動など視覚的なものなどの非言語的な要素などすべてが構成要素となっている。コミュニケーション学においては，コミュニケーションをプロセスと解しており，杉本はこの過程を**コミュニケーション・プロセス**として図示している（図5-8）[14]。医療コミュニケーション学の立場から杉本により書かれた，『医療者のためのコミュニケーション入門』[14]をもとに，外傷チームにおいて重要と思われるコミュニケーションについて考えてみる。

コミュニケーションは，発信者のなかで意図するものを「意味」と表現し，この「意味」を「チャネル」を通して他者に伝達可能な「メッセージ」へと「記号化」して発信する。受信者は，この「メッセージ」を解釈（「記号解読」）してそこから得た「意味」を自分の頭の中に取り込む。次にそれに対する反応として，同様のプロセスを経て「フィードバック」を送る。この一連の流れ（プロセス）をコ

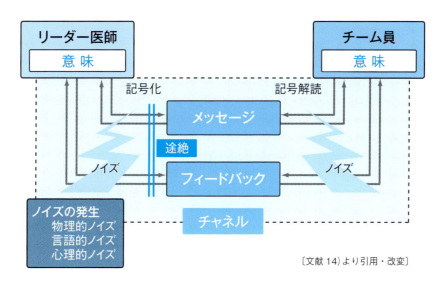

図5-8　コミュニケーション・プロセス

ミュニケーションと定義している。具体的には，A医師が吸収糸の3-0結紮糸が欲しいという意図（意味）を言語という「チャネル」を使用して「3-0結紮糸をください」（「メッセージ」）と発信する。これに対してB看護師が，このメッセージを「記号解読」して，「3-0結紮糸は絹糸かな…」と自分のなかで「意味」を解釈し，これに応えるため，行動という「チャネル」を介して3-0絹糸を渡すといった行為（「フィードバック」）を行うことになる。この過程自体がコミュニケーションである。コミュニケーションのプロセスにおいては，この発信者の「意味」がいかに正しく発信され，「解読」されるかが重要となる。しかし，多くの場合は，この「チャネル」を介して「メッセージ」が伝達される過程においてノイズが発生し，「意味」が正しく伝達されないことがある。外傷外科手術という緊迫した環境下であれば，ノイズ，例えば雑音（物理的ノイズ），言い間違え（言語的ノイズ），思い込み（心理的ノイズ）などが，通常のコミュニケーションより多いことを理解しておく必要がある。すなわち，A医師の「意味」とB看護師の「意味」は必ずしも同一ではないことを理解しなければならない（上記の場合，吸収糸と絹糸の違いが発生した）。

　また，コミュニケーション・プロセスに影響を与える要因として，コンテクストに注意する必要がある。コンテクストとは「状況や関係」のことであり，互いに周知の事情，例えば暗黙の了解などがそれに相当する。外傷外科手術に慣れたスタッフとそうでないスタッフの場合，同様の言語を用いたコミュニケーションにおいて，受信者の解釈する『意味』に大きな影響を与えることがある。いつもの手術チーム員に加えて，別の部署の新人看護師が応援としてチームに参加していたとする。この場合，応援看護師はいつもの手術チームとコンテクストに関する共通理解が乏しいことになる。この事実を理解していない医師が，「閉腹用の筋膜糸（吸収性連続糸）出して」と指示をしても，応援看護師は「閉腹用の筋膜糸って何？」「前の病院では筋膜縫合にナイロンを使っていたな…」など思いを巡らせて，ナイロン糸を出して手術の進行を妨げることになる。このように，コミュニケーションを考えるなかではコンテクストへの依存度を考慮する必要がある。上記のような場合，応援看護師はコンテクストの共通理解が低く，このような状況でのコミュニケーションを，「低コンテクスト・コミュニケーション」と呼ぶ。この場合，「意味」の「記号化」の必要度が高くなり，より詳細な説明が必要となる。一方，いつもの手術チームで要領がお互い理解できている者同士であれば，「高コンテクスト・コミュニケーション」が可能である。この場合，「記号化」の必要性は少なく，スムーズなコミュニケーションが可能となる。一見，「高コンテクスト・コミュニケーション」のほうが優れているように思えるが，高低いずれのコミュニケーションが優れているというものではなく，馴染みのチーム員だからといって，高コンテクスト・コミュニケーションに頼って言語化

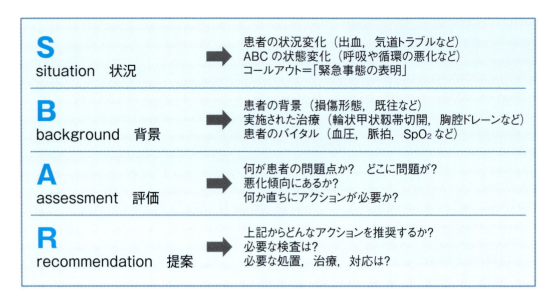

図5-9 SBAR for trauma
外傷診療における緊急時の情報伝達テクニック

を怠ったがために発生する医療事故も決して少なくない。状況に応じて適切な使い分けが必要である。

● コミュニケーション・ツール

　緊急事態が発生したときの情報伝達の一つの手法として，チームSTEPPSで推奨されているSBAR（エスバー）というツールがある[4)5)8)]。SBARとは，患者の状況変化があった場合，相手に適切に伝達するためのコミュニケーション・ツールである。SBARでは，situation（状況），background（背景），assessment（評価），recommendation（提案）の4つに分けて順番に報告を行う。本書においては，この手法を外傷外科手術という緊迫した状況においても的確に情報伝達ができるよう，「SBAR for trauma」の活用を推奨している。

　SBAR for trauma（図5-9）では，通常のSBARに比べてより手短な情報伝達を心がけている。例えば，フレイルチェストに対して気管挿管後に緊急開腹止血手術を行っている患者において，陽圧換気により緊張性気胸を併発した事例を取り上げる（表5-3）。この事象に気づいた外回り看護師は，手短にSBARに沿った報告を行う。例えば表5-3のようなケースである。

　SBAR for traumaを使えば，短時間で伝達したい内容をもれなく正確に伝えることが可能である。こうした報告は何も看護師から医師へ向けてだけでは

表5-3 SBAR for trauma

外傷診療における緊急時の情報伝達テクニック
（S）先生，急変です
　　患者の血圧が急激に低下しています
（B）人工呼吸器の高圧アラームが鳴っており，頸静脈怒張と呼吸音左右差も出現しています
（A）緊張性気胸による閉塞性ショックの可能性があります
（R）胸腔ドレナージが必要ではないでしょうか。胸腔ドレナージの用意をしましょうか？

なく，医師から看護師へ向けて指示を出す際にも利用可能である。

　チームSTEPPSではまた，closed loop communication，2 challenge ruleといったさまざまなコミュニケーション・ツールの使用も推奨されている。これらの一部を紹介する。

　Closed loop communication（図5-10）では，メッセージの発信に対して，受信者がそのメッセージを受領して内容を復唱し，メッセージが受領されたことを発信者が再度復唱することで確認する。例えば「血圧が70/50まで下がっています」という発信者のメッセージに対して，受信者は「血圧70/50まで低下しているのですね」と復唱し，さらに発信者は「血圧70/50，そのとおりです」というように受信されたことを復唱し確認する。これにより誤った情報伝達を回避し，確実な業務の遂行につながる。

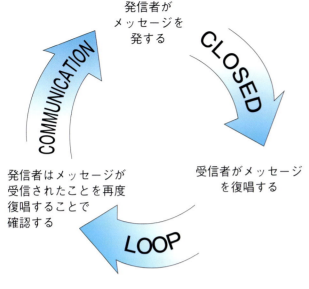

図5-10　Closed loop communication

表5-4　2 challenge rule

緊急開腹手術中
術者 A医師，器械出し B看護師，外回り C看護師
A医師は経験豊富な外傷外科医。C看護師は入職2年目の若手

C看護師：A先生，血圧下がっています！
A医師：（肝損傷による大量出血の処置に夢中になり）…
C看護師：（1回目より大きな声で）A先生，血圧が60台に下がっています！
A医師：血圧下がってるんだね。ではすぐにPringleをかけるよ。Bさん，サテンスキー鉗子をください。Cさん，教えてくれてありがとう
C看護師：（ホッとした顔で）あ，いえ。こちらこそ（話を聞いてくれて）ありがとうございます

2 challenge rule（表5-4）とは，最初の提案が無視された場合，確実に聞こえるように，少なくとも2回ははっきりと声に出して述べることである。外傷チームリーダーは多くの情報を同時に処理しなければならず，1回の報告ではメンバーからの提案を聞き逃してしまったり，重要な情報と考えなかったりする可能性がある。そのような場合に2 challenge ruleは，リーダーが適切な判断，意思決定をすることを支援する。例えば表5-4のようなケースである。ただし，2 challengeされたリーダーはそれが2 challengeであることを認識し，それに対応しなければ，メンバーが必要と考えた情報を自由に発言できるコミュニケーション良好なチームにはなり得ない。反対にリーダーからの指示をメンバーが聞き逃す場合も考えられ，その際も2 challenge ruleは有用である。

5）状況把握と相互支援

最後に状況把握と相互支援についてまとめる（図5-11）。

予定手術のように術式が事前に決定している手術と異なり，外傷外科手術では手術所見を見て初めて戦略と戦術が決定される。術者は，術野を直接見ることができる。そしてその光景から何を見，何を考え，何を行うのか，その状況把握と意思決定について周りのスタッフに口頭で意思表示しなければ，周りの者には伝わらないし，チーム員は行動できない。すなわちチーム員は状況把握も相互支援もできない。自分に見えているものが他人にも見えていると考えてはならないのである。また術者が伝達しようとしたとしても，適切なコミュニケーションが実践されなければ正しく伝えることはできない。このことを理解し，術野の情報，戦略・戦術を正しく伝え，チームの**情報共有（メンタルモデルの共有）**を行うことが重要である。

一方，看護師は直接術野が見えないことがほとんどである。これでは術野の状況が理解できず，適切な準備は不可能である。状況理解のためには医師から情報を得なければならないが，概して医師は手技に熱中すると看護師との会話が途絶えがちとなり，看護師は状況把握が困難な状況になりがちである。会話が途絶えた状態では，これ以上「共有情報量」の増加は望めない。このような場合には，看護師は別の方法で情報収集を行う必要に迫られる。情報収集のために，医師に状況を聞きに行くというスタンスも必要であろう。医師もいかに切迫した状況であろうと，看護師からの情報提供の要請には快く応えなければならない。このような効果的なコミュニケーションが実践された結果，器械準備時間の短縮や多部署との有効な連携，すなわち相互支援につながり，damage control surgeryなどにおける手術時間の短縮に大きく貢献することが可能となる。これが結果的に患者救命に大きく寄与するのである。

> 医　師：予定手術では，戦術も戦略も事前に決まっている
> 看護師：予定手術では，戦術も戦略もわかっているので，聞く必要がない＝阿吽の呼吸
>
> 外傷外科手術では，
>
> > 術者（医師）は術野が見える
> > 見たものから何を考え，何をするのか＝意思を伝える必要性
>
> ・外傷外科手術では，戦術も戦略もその瞬間に決定する＝チームへの意思表明が重要
> 　　　　　　　　　　　　　　　　　　　　　（共有情報量は多いほうがよい）
>
> > 看護師は術野が見えない
> > 状況が理解できなければ用意ができない＝意思確認の必要性
>
> ・医師は手技に熱中すると看護師とのコミュニケーションが途絶えがちになる
> ・会話が途絶えると，「共有情報量」が増加しない
> ・情報の収集（聞きに行く）という過程が必要なときも
> 　　　　　　「メンタルモデルの共有」が鍵！

図5-11　外傷外科手術での状況把握と相互支援

文献

1) 相馬孝博：患者安全のためのノンテクニカルスキル超入門．メディカ出版，大阪，2014．
2) 厚生労働省：「チーム医療の推進に関する検討会」報告書，2010．
3) 前沢政次：看護職と介護支援専門員．看護職のための介護保険マニュアル，メディカル出版，大阪，2000．
4) 種田憲一郎，髙田幸千子，鈴木真：チーム医療とはなんですか？何ができると良いですか？　チームSTEPPS；エビデンスに基づいたチームトレーニング（What is a Team for Healthcare? What should We Do for it?　TeamSTEPPS；Evidence-Based Team Training）．医療の質・安全学会誌　7：430-441, 2012．
5) 日本臨床医学リスクマネジメント学会監：医療安全管理実務者標準テキスト．へるす出版，東京，2016．
6) 東京慈恵会医科大学附属病院医療安全管理部編：チームステップス日本版；医療安全；チームで取り組むヒューマンエラー対策．メジカルビュー社，東京，2012．
7) 日本外傷学会外傷専門診療ガイドライン改訂第2版編集委員会編：外傷専門診療ガイドラインJETEC．第2版，へるす出版，東京，2018．
8) 国立保健医療科学院医療・福祉サービス研究部訳・編：ポケットガイド；チームSTEPPS2.0；エビデンスに基づいたチーム医療2.0．第11.1版，2016年7月改訂．
9) 小林英二：めざせ，仕事のプロ；モチベーションが上がるワクワク仕事術．C&R研究所，東京，2008．
10) 吉田道雄：リーダーシップのチェックリストと行動論；リーダーシップ・トレーニングの前提(3)．看護展望　35：60-65, 2010．
11) レオ・レオニ：スイミー，好学社，東京，1969．
12) Donelson R：Group Dynamics. second edition, Brooks/Cole Publishing Company, Singapore, 1990.
13) 吉田道雄：人間理解のグループ・ダイナミックス．ナカニシヤ出版，京都，2001．
14) 杉本なおみ：医療者のためのコミュニケーション入門．精神看護出版，東京，2005．

6章　腹部外傷

1　緊急開腹術と損傷部位の検索

> **Point**
> ・止血が最優先事項である（まず一時的止血を行え）
> ・5カ所の腔にガーゼを詰めて止血を行う（5点パッキング）
> ・後腹膜は，Mattox授動術，Cattell-Braasch授動術で検索する

●術前準備：消毒野，資器材・吸引管，開胸の想定，蘇生について

 1　Crash laparotomy

外傷外科手術には予定手術にはない特殊性がある。開腹の過程もその一つである。ショック状態で血圧が著しく低下した患者に対して，通常どおりの方法で開腹をしたのでは時間がかかり過ぎて止血をする前に患者は心停止をきたしてしまうかもしれないし，腹腔内の大出血患者に腹壁の少量の出血を電気メスなどにてコントロールする意味はなく，開腹ひとつにも迅速性が最優先されるべきである。このような生理的に不安定な患者に対して行う開腹法を，**crash laparotomy**と呼ぶ（図6-1）。また，外傷外科手術においては術野の確保はきわめて重要である。小さい皮切では有効な止血ができないばかりか，そのほかの損傷を見逃すことにもつながる。迅速な止血のためには大きな皮切で確実な止血を得ることを優先すべきである。ショック患者の手術では「低侵襲の皮切」という概念は忘れたほうがよい。また，所見によっては開胸が必要となることも想定して，術野は胸部から腹部，さらには鼠径部と広範囲に消毒を行ったほうがよい。

Crash laparotomyでの皮切は，剣状突起から恥骨上に至る，いわゆる**trauma incision**と呼ばれる皮切で開腹したほうがよい。可能であれば，メスのみを用いて腹壁を切開し，遊離腹腔内へと迅速に到達する[1]。腹膜が切開できれば，クーパー剪刀で筋膜と腹膜を切開して開腹を完了する。

Crash laparotomyで注意すべきは腹腔内臓器の損傷である。上腹部であれば，胃，横行結腸，肝外側区域の損傷を，下腹部であれば小腸の損傷に注意が必要である。メスで筋膜まで切開できれば，臍周囲の腹膜菲薄部を用手的に開腹し，これをきっかけとして頭側および尾側の腹膜をクーパー剪刀で切開する。

2　いったん開腹したら

いったん開腹したら，腹腔内から大量の血液が噴き出してくる。場合によっては，開腹と同時に血圧が著しく低下し，循環が保てなくなるケースもある。このように腹腔内の大量出血に直面した場合，どのような手順で手術を進めていくべきであろうか。

まずは，腹腔内の血液を可及的速やかに除去するとともに，腸管を素早く腹腔外へと誘導して処置が可能な術野を確保する（図6-2）。鈍的腹部外傷においては，どこから出血しているかをすぐに確認することは必ずしも容易ではなく，とくに大量出血例においては，いたずらに吸引を続けてもなかなかドライな視野を確保できないことがある。このような場合，血液を吸引しつつ腸管を腹壁外へと誘導する

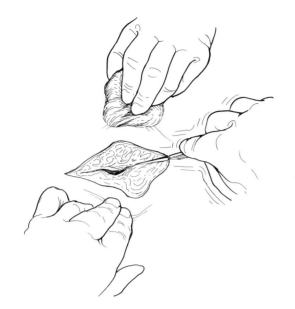
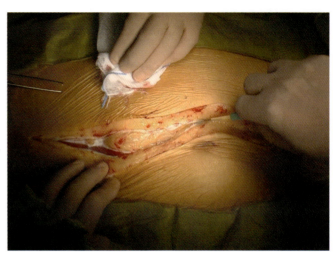

図6-1 Crash laparotomy

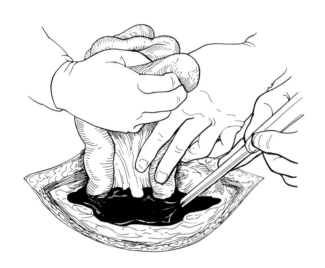

図6-2 腸管を腹腔へ誘導

と同時に，パッキングガーゼを用いた血液吸引および凝血塊の除去を併せて行うと，速やかに術野をドライにすることができる。その後，まず腹腔内の5点にガーゼをパッキングして一時的止血を得ることに努める。5点のパッキング部位とは，右横隔膜下（肝周囲），左横隔膜下（脾周囲），右傍結腸溝，左傍結腸溝，ダグラス窩の5点であり，これらにパッキングを行うことで，パッキングガーゼが血液を吸収し術野を確保すると同時に，一時的な止血を行うことができる。腹壁鉤で腹壁を挙上して，迅速にこの5つのポイントにガーゼをパッキングして止血が得られるかどうかを確認する。右横隔膜下では肝のドーム上に左手を置き，愛護的に肝を牽引してガーゼをドーム上へとパッキングする。この際に左手で肝を手前に牽引してはならない[2]。下大静脈や肝静脈根部の損傷がある場合，この損傷をより大きくしてしまう危険性があるからである。左手で肝のドームを圧迫するようにして横隔膜下にガーゼを挿入するとよい。左横隔膜下のパッキングでは同様に腹壁鉤で腹壁を挙上して，左手掌内に脾を抱え込むようにして脾を牽引して左横隔膜下にガーゼをパッキングする。両側の傍結腸溝，ダグラス窩も同様にパッキングを行う。このようにまず一時的止血を行うと同時に，主たる出血部位を確認して次なる戦略を検討する。左右横隔膜下のパッキングの際には，肝・脾を圧排した手で大まかに損傷がないかを評価可能である。左右傍結腸溝にパッキングする際には，後腹膜に血腫が透見されるか評価を行う。パッキングしたガーゼを除去する際に凝血塊が多く付着している部位ほど主たる出血部位の可能性が高い（sentinel clot）。

一方，穿通性腹部損傷で損傷部が明らかな場合には，まず損傷部へと向かい，出血部位の確認を行ってもよい。出血部位を確認できれば損傷臓器や後腹膜など出血している部位の圧迫とパッキングを行う。損傷部位が不明の場合は，鈍的外傷同様に5点のパッキングから始める。

一時的な止血が得られたならば，腹腔内の検索を行う。全消化管の精査，実質臓器損傷の有無などを迅速に検索し，治療の優先度を検討する。

3 後腹膜の検索

1）Mattox授動術

後腹膜に巨大血腫がある場合，後腹膜を開放して止血するか，それともパッキング効果に期待してあえて後腹膜を切開しないか，悩ましい症例が存在する。どちらがよいかは個々の症例によるが，バイタルサインが不安定な状況が持続し，後腹膜の血腫以外にショックの原因が見当たらない，もしくは，後腹膜の血腫が徐々に増大してくる場合には，後腹膜を切開し後腹膜腔へと到達して確実な止血を行う必要がある。対象となる後腹膜腔は非常に広く，どこからアプローチするかは非常に重要である。この後腹膜へのアプローチ法の一つに **Mattox授動術**（Mattox maneuver）がある[1)3)]。

後腹膜，とりわけ高位後腹膜の大動脈周囲へアプローチするためには，前方からでは胃や膵が障害となり操作が困難であるばかりか貴重な時間を無駄に費やすことになりかねない。Mattox授動術では，下行結腸外側のwhite lineに沿って切開を加え，下行結腸，脾，膵尾部，左腎，横行結腸左側を一塊として正中側へと脱転を行う（図6-3，4）。まさに結腸左半切除術で下行結腸を授動する操作に類似するが，Mattox授動術の原法では腎の後方へと剥離を進める点が結腸切除と異なり，後腹膜の観察を目的とし，より広範囲の臓器を脱転することになる。急速に増大する後腹膜血腫に対してMattox授動術を行う場合には，損傷臓器が明らかでない場合が多く，後腹膜切開後，血腫の局在で損傷臓器を想定しつつ迅速に用手的に剥離操作を進める。通常の剥離層は血腫によりすでに剥離されているため剥離操作は容易であるが，血腫のためオリエンテーションがつきにくく，正常解剖を見失う可能性があり注意が必要である。ここで注意を要するのは，尿管である。血腫の中に埋もれている尿管を損傷しないよう

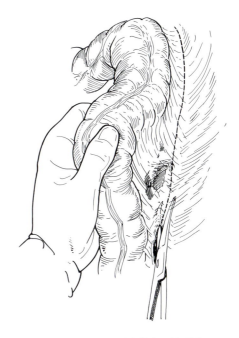

図6-3　Mattox授動術（切開）

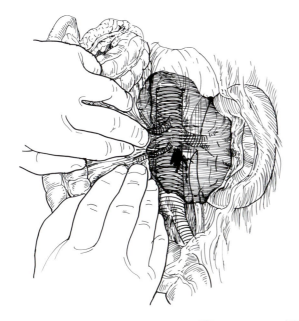

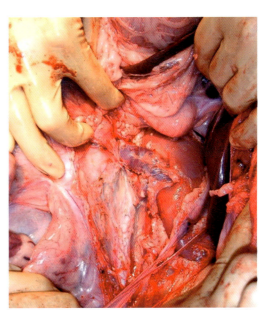

図6-4　Mattox授動術（脱転）

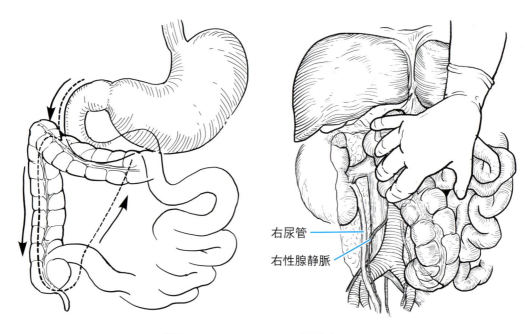

図6-5　Cattell-Braasch授動術

気をつける。外傷外科手術の特色として，組織の連続性が断たれている可能性を忘れてはならない。定型的手術においては腎を手掌内に入れて牽引すれば，腎頸部血管・尿管などは自然に牽引されて容易に固定されるが，高度腎損傷においてはこれらが断裂し挙上できない場合があり，さらに対側の同定すら困難な場合がある。

2）Cattell-Braasch授動術

右側の後腹膜血腫に対しては，**Cattell-Braasch授動術**（Cattell-Braasch maneuver）が有効である[1)4)]。左側と異なり，頭側に十二指腸と膵頭部が位置している。このため，まず十二指腸と膵頭部の授動から開始する。幽門側胃切除術を行う際のKocher授動術と同様の操作で膵頭部をしっかりと授動する。膵頭部と十二指腸下行脚〜水平脚が授動できると，その下にGerota筋膜に包まれた右腎前面および下大静脈が露出される（図6-5）。右後腹膜においても，左と同様に血腫の局在によってある程度損傷臓器を想定可能である。これらの剝離において注意を要するのは，右性腺静脈（精巣静脈・卵巣静脈）である。本静脈はこのレベルで下大静脈前面に流入していることが多く，剝離の際に損傷すると比較的大量の出血を起こすため，損傷しないよう注意が必要である。Kocher授動術が十分にできれば，引き続き尾側に向かって剝離線を拡大する。十二指腸は結腸肝彎曲部と生理的に接しており，Kocher授動術の剝離ラインを尾側に延長すると上行結腸の授動のための剝離ラインへと連続している。Mattox授動術と同様に右側のwhite lineを目指して剝離を進めると，上行結腸の授動剝離層が明確となる。血腫に沿って剝離を進めて，上行結腸，十二指腸，膵頭部を一塊として正中側へと脱転すると，肝下部下大静脈，右腎静脈（腎門部），右腎へとアクセスすることができる（図6-5）。右腎損傷の場合にはさらに腎背側を剝離し，腎を授動する。盲腸からTreitz靱帯にかけての小腸間膜の生理的癒着（後腹膜壁に付着している）を剝離すると，腎下部の大動脈および下大静脈ばかりか両側腎門部や両側総腸骨動静脈へとアクセスすることが可能となる。本授動術が完了するときわめて良好な視野が確保されるが，剝離の際に授動された上行結腸，小腸の重みに耐えかねて，不用意な操作で上腸間膜静脈を引き裂くことがあるため注意が必要である。

4　看護師の戦術

1）Crash laparotomy

●使用する機器：

メス，クーパー剪刀，吸引（最低2本あるとよい），5点パッキングの十分量の柄付きガーゼ（パッキングガーゼ）

●注意点：

Crash laparotomyの直後に血圧が低下することが多いため，これに備えて輸液・輸血の準備と人員確保が必要となる。また，手術中の体温コントロールも重要である。場合によっては，大動脈遮断が行われることも想定した機器の用意が必要である。

2）Mattox授動術，Cattell-Braasch授動術
●使用する機器：

メッツェンバウム剪刀，クーパー剪刀，吸引

●注意点：

状況に応じて，腸管の授動の際にアイソレーションバッグなどが必要となることもある。剥離操作の多くは用手的に行われるため剥離鉗子を使用することは少ないが，状況に応じてすぐ出せるよう用意しておくことが望ましい。

2 肝損傷

> **Point**
> ・用手圧迫で一時的止血を得る
> ・Damage control surgery選択時のperihepatic packingは有効な止血法である
> ・初回手術での肝切除は原則行わない
> ・肝後面下大静脈損傷には原則ガーゼパッキングで対応する

重症肝損傷は大量出血をきたし患者の生命を危険に曝す代表的な損傷である。近年，non operative management（NOM）で救命できる症例が増加しているが，non-responderで緊急開腹術を要する症例が依然存在するのも事実である。われわれ外傷チームはこうした症例をいかに救命するかを考えなければならない。

1 まず優先されるべきは，一時的止血

開腹して腹腔内へ到達したら，5点パッキングの際に触診で肝表面の損傷の有無を確認する。開腹手術を要する肝損傷症例では，まず一時的止血が優先される。一時的止血の第一のオプションは用手圧迫である。肝損傷が高度であれば直ちに損傷部を両手で合わせるように包み込んで一時的止血を得る（図6-6）。決して盲目的に止血鉗子を使用して止血を試みてはならない。止血できないばかりか，損傷を拡大したり時間を無駄に浪費することとなる。用手圧迫と同時にパッキングガーゼを用意し，肝周囲にガーゼパッキングを行う（resuscitative packing）。ガーゼパッキングは，用手的に損傷部を合わせるようなベクトルをイメージしてガーゼを配置する。さらに止血が十分でなければ，Pringle法を併用する（図6-7）。これは，肝の流入血管を遮断することにより止血を得るものである。小網を用手的に開き，肝十二指腸間膜をサテンスキー鉗子や血管テープなどを使用して遮断する。確実なパッキングのもとで，この肝の流入血管を完全に遮断しても止血が得られなければ，肝静脈からの出血か肝動脈の破格が

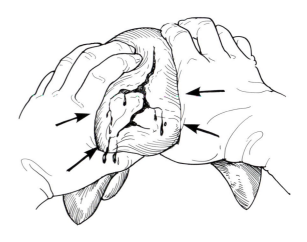

図6-6　用手圧迫による一時的止血

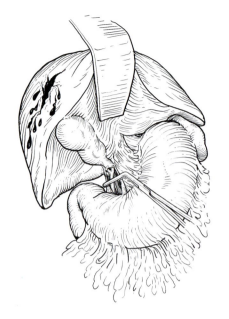
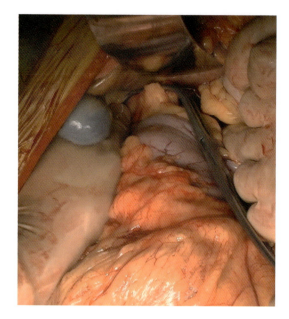

図6-7　Pringle法

存在すると考えるべきである。肝動脈の破格の多くは，左胃動脈からの分枝（小網内），あるいは上腸間膜動脈からの分枝（肝十二指腸間膜右背側）がほとんどであり，小網経由の左肝動脈からの出血を一時的に止血するためには，腹腔動脈の頭側〔横隔膜下，もしくは開胸下，REBOA（IABO）による横隔膜上〕で大動脈を遮断するしかない。肝静脈からの出血が疑われる場合には，肝周囲のパッキング後に肝を後方（脊椎方向）へと圧迫して一時的止血を得る。

2　2つ目の優先事項は，damage control surgeryの決断

一時的止血が得られれば，次に行うのは治療戦略の決定（再考）である。現在の状況がdamage control surgeryの適応かどうかを総合的に判断しなければならない。肝損傷部からの出血が少量で，止血がコントロール可能な状況であれば，電気焼灼や肝縫合などで対応可能であろう。しかし，損傷も大きく出血が持続しており患者の生理学的状況が破綻しておれば，damage control surgeryを決断しなければならない。Damage control surgeryを決断したならば，一時的止血で用いたパッキングガーゼは血圧の上昇までは絶対に外してはならない。止血が不十分と感じられたなら，パッキングを追加し十分な止血が得られることを確認する。もし，Pringle法

を解除した際に動脈性の出血が確認されれば，術後もしくは術中の緊急血管造影にて動脈塞栓術を行う。術後直ちにTAEが実施できない施設であれば，肝動脈結紮を考慮してもよい。肝周囲のパッキングのみでは動脈性出血は止血し得ないことも知っておく必要がある。

3　肝周囲間膜の切離

肝損傷部の有効な修復（肝縫合など）や効果的なパッキングを行うためには，間膜の切離が必要となることがある（図6-8）。ただし，間膜の切離は最小限にすべきである。

外傷外科手術では肝切除時に必要な右葉の脱転操作は原則的には行ってはならない。とくに，肝後方の損傷がある症例に右葉の脱転を行うと損傷部からの大出血をきたし，術中心停止の原因となることから禁忌と考えなければならない。

Damage control surgeryの際の肝周囲パッキング（perihepatic packing）は，肝鎌状間膜が効果的なパッキングを阻害する場合がある。肝臓のパッキングは前方後方，さらには上方下方からのベクトルを意識した圧迫が必要であり，肝鎌状間膜がパッキングガーゼの挿入を阻害したり，肝鎌状間膜が損傷部を牽引し損傷が拡大したりすることがある。損傷部位から肝鎌状間膜を切離すべきかどうかの判断が

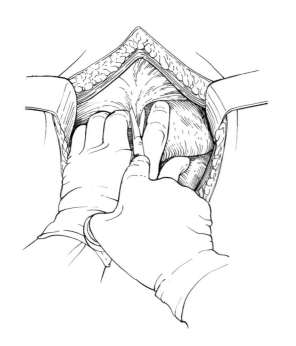
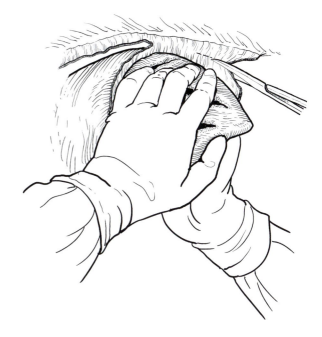

図6-8　間膜類の切離

必要である。なお，パッキングにあたり右三角間膜を切離する必要はない。

4 肝周囲パッキング (perihepatic packing)

Damage control surgeryの適応があると判断すれば，直ちにperihepatic packingを行う。必要に応じて肝鎌状間膜を一部切離して，肝周囲に柄付きガーゼをパッキングする（図6-9）。

肝周囲のパッキングと一言でいっても決して容易な手技ではない。ただ単に肝周囲にガーゼを詰め込むだけではパッキング効果による止血は得られない。ガーゼをパッキングして止血が得られない場合は，パッキングの方法が悪いと考えたほうがよい。有効なパッキングを行うコツ[5]は，①損傷部を合わせるように効果的なサンドイッチを作る，すなわち用手圧迫の形をイメージしたパッキングを行い，肋骨と椎体とで挟みこむベクトルをイメージする，②ガーゼは深部から詰めるようにする，③止血が得られる最低限のパッキングを行う，などがあげられる。とりわけ重要なのは，損傷部を合わせるようなベクトルをイメージすることである（図6-10，表6-1）。むやみにガーゼを詰め込むのではなく，計画的なパッキングが重要である（therapeutic packing）。また，止血を得たいがために必要以上のパッキングを行うことも慎まなければならない。パッキングが強すぎると，下大静脈を圧迫遮断し，心停止を誘発する可能性もある。また，強すぎるパッキングは術後の肝虚血や横隔膜挙上に伴う呼吸障害の原因となる。肝門部の過度のパッキングは，門脈還流障害から腸管浮腫をきたすことがある。パッキングの際には，直接ガーゼを損傷肝にパッキングすると，損傷肝にガーゼが癒着して，次回手術のガーゼ除去時に再出血を起こすことがある。このため，ドレープガーゼを作成してパッキングガーゼとして使用するのもよい[5]。滅菌ドレープに柄付きガーゼを貼りつけて，ドレープ面が外側になるようにガーゼを折りたたんでパッキングする。しかし，ドレープガーゼを作成する時間的余裕がない場合は，そのままガーゼをパッキングして止血を優先すべきである。

上記の注意点をもとに確実なperihepatic packingが行われれば，ほとんどの肝損傷からの出血は止血可能である[6]。

5 肝縫合，大網充填縫合

肝縫合で止血可能な肝損傷は肝縫合術を行ってもよい（図6-11）。Damage control surgeryの場合，肝縫合を行った後にガーゼパッキングを追加するほ

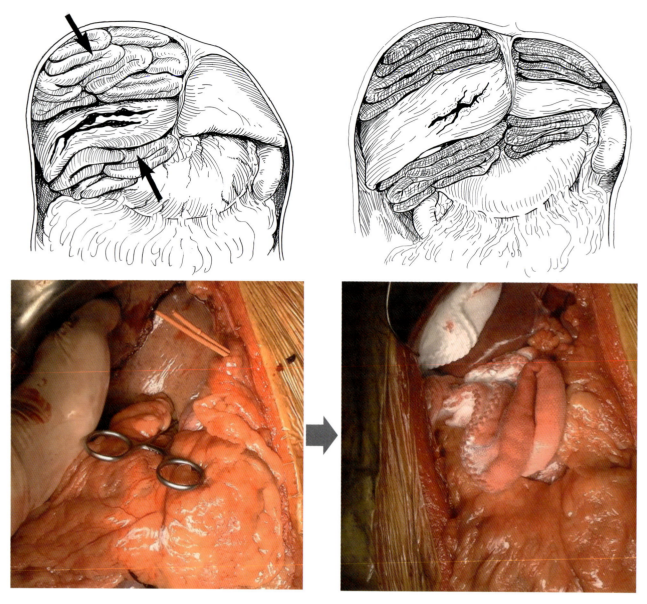

図6-9 肝周囲ガーゼパッキング

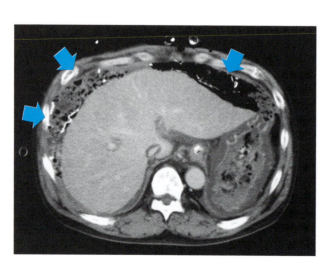
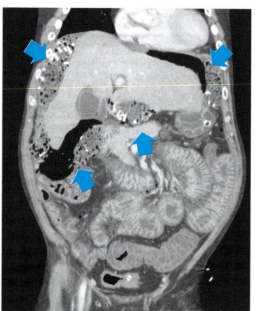

図6-10 有効なパッキングのイメージ

表6-1　Perihepatic packing成功のポイント

1) 損傷部を合わせるように有効なサンドイッチを作る
   - 用手圧迫の形をイメージしたパッキング
   - 肋骨と椎体で挟み込むベクトルをイメージする
2) 深部から順次パッキングを行う
3) 止血が得られる最低限のパッキングをする
4) 肝鎌状間膜を切離する

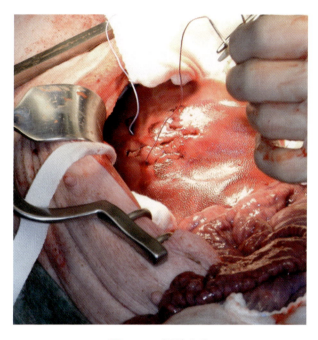

図6-11　肝縫合術

うがよい場合もある。肝縫合はプレジェットを使用した水平マットレス縫合を行う。プレジェットを使用しない単純縫合でもよいが，肝組織は非常に柔らかく糸切れしてうまく縫合できないことが多い。確実な止血という点からもプレジェット付きの縫合が望ましい。損傷部が大きく（空洞状となっているなど）oozing程度の出血が持続している場合には，大網を充塡して肝縫合を行うことで止血をより強化することができる[1]。無血管領域に沿って横行結腸の大網を授動し，大網を損傷肝へと誘導する。充塡された大網を肝の被膜と数針固定し，大網の上から肝縫合を行うとよい（図6-12）。

6　肝切開（hepatotomy）

肝切開は損傷肝の裂創部からの動脈性出血や肝内大血管の損傷がみられる場合に有効な手技の一つである[1]。しかし，ショック状態の患者や状態の悪い患者に対して行うと，出血を助長する危険性を伴う手技である。穿通性損傷などで確実に血管を結紮できるような症例に対しては試みてもよいが，実際にはあまり推奨される手技ではない。

肝切開を行う場合，Pringle法にて流入血管の血流をコントロールすることが重要である。Pringle法を解除して出血がみられた場合，その損傷血管を

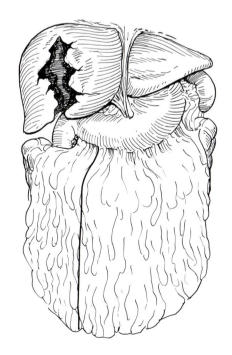
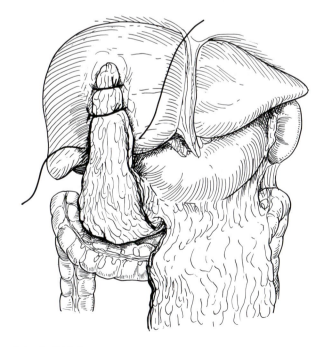

図6-12　大網充塡縫合

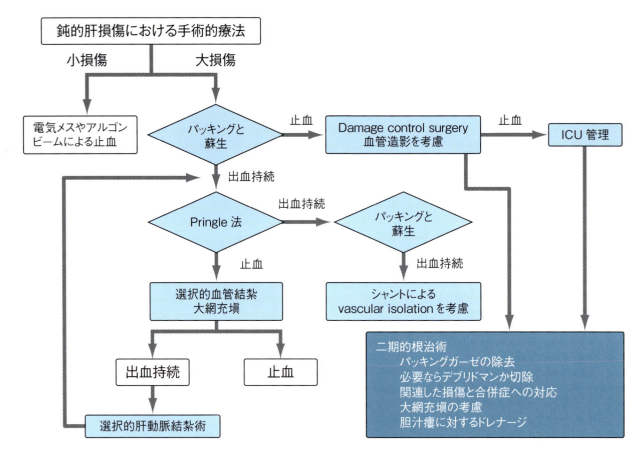

図6-13　鈍的肝損傷の手術治療アルゴリズム

目指してfinger fractureもしくは鉗子挫滅にて肝組織の切離を進め，管腔構造物を結紮して止血を行う。前述のように血管を結紮できれば止血効果はあるが，出血のリスクも多く，適応かどうかを十分に考えて行うべきである。

7　Resectional debridement

重症肝損傷の手術に肝切除術は，原則推奨できない。2011年に発表されたWestern Trauma Associationによる鈍的肝損傷の手術治療アルゴリズム（図6-13）では，肝切除術を行うべきではないとしている[7]。開腹の段階で多くの症例は外傷死の三徴を満たしており，全身状態の安定した患者は少なく，肝切除に伴う出血と長時間の手術に耐えられないからである。これらの患者の多くはdamage control surgeryを選択し，迅速に手術を終了することを考えるべきである。

しかし，開腹の段階ですでに肝葉の相当部分が破壊され，ほぼ離断に近い状態である場合には，resectional debridementを行って，離断状態の肝葉を切除するほうがよいこともある。とりわけ，肝外側区域の高度損傷でほぼ離断状態の症例には非常によい適応である。こうした症例は，損傷部位を利用した切除を行ってもよい。切離断端の止血を十分に確認し，状況によってはガーゼパッキングを追加して止血を強化したほうがよい。

8　肝損傷に随伴する肝後面下大静脈損傷（肝静脈起始部損傷を含む）

肝の後方から黒い静脈血が大量にわきあがってくるような場合には，肝損傷に随伴した肝部の下大静脈損傷か肝静脈損傷を考慮する[1)8)]。肝の後面に位置している下大静脈は解剖学的にきわめてアプローチしづらい位置にある。出血が持続している状況では，現実的にこの損傷を直視下に修復することはほぼ不可能である。この修復困難な損傷に対して，古くから外傷の教科書にも記載されているアプローチ法が，atriocaval（Schrock）shuntである。しかし，このシャントはその侵襲の大きさと煩雑な操作

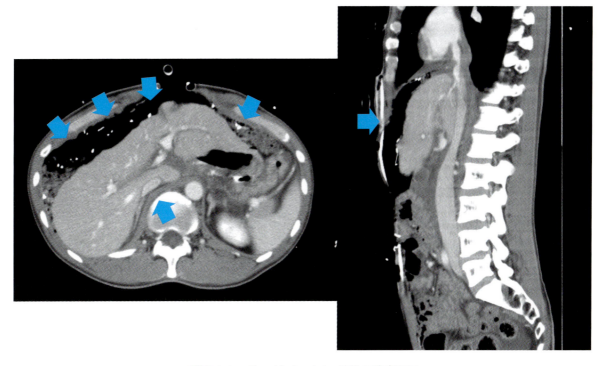

図6-14　ガーゼパッキング後の腹部CT

のため，推奨される術式とは言いがたい。

　こうした肝後面の下大静脈損傷に対してもっとも現実的で一時的止血効果があるのは，ガーゼパッキングである[1]。この場合，完成した血腫は除去せず，肝自体の脱転も行ってはならない。肝を椎体に向けたベクトルでパッキングし，止血を図る（図6-14）。また，この肝後面付近からの出血が，肝後面下大静脈あるいは肝静脈起始部付近からの出血か，肝下面からの出血かを大まかに見極める必要がある。肝下面以下の下大静脈出血であれば，比較的容易にアプローチ可能であり，損傷部を修復し止血できるチャンスがある。まずは一時的に止血を行い，出血部位を確認することである。

9　穿通性肝損傷（銃創・刺創・杙創）

　銃創，刺創，杙創などの深い穿通性外傷においては，射入（刺入）創，射出（刺出）創の閉鎖のみでは深部からの出血がコントロールできないことがある。とくに銃創においては，表面からの印象より高度の実質損傷を伴っていることや，複雑な脈管損傷を伴っていることがあるため，安易に射入・射出創を閉鎖してはならない。そのような場合のオプションとして，バルーンを使用したタンポナーデで止血を行う方法がある[9]。食道静脈瘤用のS-Bチューブを使用してもよいが，損傷の大きさによっては細いネラトンカテーテルを滅菌手袋に通して即席のバルーンカテーテルを作成して使用してもよい（図6-15）。

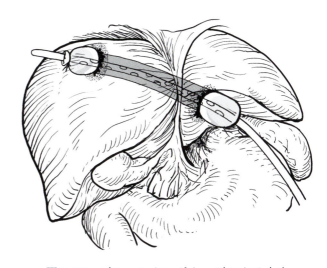

図6-15　バルーンタンポナーデによる止血

10　肝創傷に対する治療戦略と戦術のまとめ

　日本外傷学会分類ごとの大まかな治療戦略と戦術について図6-16にまとめた[10]。

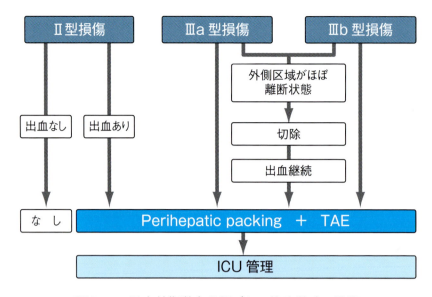

図6-16　日本外傷学会分類ごとの治療戦略・戦術

11　看護師の戦術

1) 肝裂傷

●使用する機器：

パッキングガーゼ（柄付きガーゼ），メッツェンバウム剪刀，サテンスキー鉗子〔または，ネラトンカテーテル（または，血管テープ），コッヘル鉗子〕，縫合糸（モノフィラメント吸収糸），プレジェット

●注意点：

最優先事項は止血であるので，まず止血を行うための機器の準備が重要である．Pringle法を実施した場合には，肝十二指腸間膜の遮断開始からの時間を計測し，5分（または10分）ごとにコールを行う．遮断時間の目安は約15分程度とし，最長でも30分を超えないようにする．肝損傷で動脈性出血が確認されれば，術中または術後に血管造影の準備が必要となることも想定し，放射線科への連絡，人員の確保も必要である．

2) 穿通性肝損傷

●用意が必要なもの：

バルーンタンポナーデのための食道静脈瘤の止血に使用するS-Bチューブ（または，細いネラトンカテーテルと滅菌手袋，縫合糸）（図6-15）

3　摘出可能な臓器損傷（脾，腎，膵体尾部損傷）

Point
- 臓器を正中側へ脱転，中枢側遮断を併用して，一時的止血を得よ！
- 摘出可能な脾，腎，膵体尾部に対するdamege control surgeryは摘出（切除）である

　肝損傷手術の難しさは，容易に摘出（切除）できないことにある．これに対して，脾，腎，膵体尾部の3臓器は，損傷がひどく止血に難渋するようならば，摘出という方法で迅速に確実な止血を完了することが可能である．肝のダメージコントロール戦略時における戦術がperihepatic packingであるのに対して，これら3臓器のダメージコントロール戦略としての戦術は，摘出である．この摘出により出血を

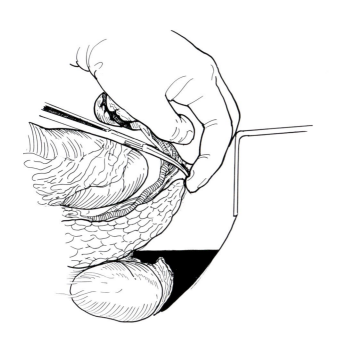

図6-17 脾の脱転による脾門部のコントロール

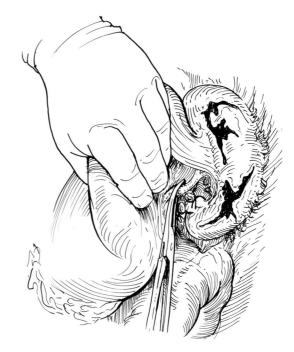

図6-18 前方アプローチによる脾門部のコントロール

容易にコントロールできるという観点から，これら3臓器は共通の特徴をもっているといえる[1]。また，これらの3臓器の治療戦術としてまず行う処置は，いずれも臓器を授動し正中側に脱転することである。これらの臓器の止血を行うためにはこの脱転処置が必要であり，うまく脱転できて術者の手の中に臓器が誘導できれば，流入血管を血管茎部で遮断するだけで出血がコントロールできる。外傷外科手術を行うにあたり，これら3臓器は類似した性質をもっており，この特徴を理解しておくことは戦略・戦術上，重要である。これら3臓器の損傷に対する戦術を以下に概説する。

 脾損傷

脾は左上腹部の奥深くに存在し，損傷により大量出血を起こしても，容易には直視下に損傷を確認できない。したがって，止血するためには，迅速な損傷部へのアプローチが必要である。

止血を目的とした損傷部へのアプローチの方法として，2つの方法がある。一つは，脾を正中側に脱転し損傷部の止血を行う方法で（図6-17），もう一つは，前方から脾門部へとアプローチして血管茎を遮断して止血を得る方法である（図6-18）。脾に対する戦略として，臓器の温存が可能かどうかを判断

し戦術を決定するためには前者のアプローチのほうが理想的である。しかし，患者の体格や周囲との癒着などにより脾の脱転が困難で時間がかかる場合には，後者を選択せざるを得ない。原則としては，脾を正中側へと脱転して損傷を直視下に確認したのちに戦術を決定するのがよい。

脾の授動を行うためには，脾腎ヒダと横隔脾ヒダの両者を切離しなければならない。左手を脾のドーム部へと挿入して手前へ牽引すると，頭側に横隔脾ヒダを，後方尾側方向に脾腎ヒダを確認することができる。これらを剪刀にて鋭的に切離して脾と左腎との間の剥離層で用手剥離を進めると，脾が正中側へと脱転されてくる（図6-17）。この際に膵尾部も同様に脱転することとなるが，膵被膜の損傷を起こさないよう注意が必要である。大量出血のなかでの剥離操作は，予定手術の剥離操作と異なり剥離層を見失いやすい。授動操作中に左腎後方の剥離層へと迷入しないよう注意が必要である。

もし左上腹部に高度の癒着があり，脾が容易に授動できないと判断した場合は，脾門部へ向けて前方からアプローチを行い，脾門部で出血をコントロールする（図6-18）。網嚢を開放して胃脾間膜のほうに向けて膜の切離を進める。胃脾間膜内には短胃動静脈が走行しているので結紮・切離が必要である。もし，血管シーリングシステムが使用可能であれ

ば，結紮の時間を節約して迅速な脾門部へのアプローチが可能となる。胃脾間膜を切離すると直視下に脾門部を観察することができ，脾動静脈をそれぞれ同定して遮断できれば出血は容易にコントロール可能である。

脾損傷で重要な決断は，脾を温存すべきか，それとも摘出すべきかの判断である。患者の生理学的状態が破綻したダメージコントロール戦略下では，脾摘出を躊躇するべきではなく，早期に手術を終了させるべきである。しかし，患者の状態が許せば，臓器の温存を考慮してもよい。とりわけ，小児の脾損傷では脾摘後敗血症（overwhelming postsplenectomy infection；OPSI）のリスクを考慮して，可能な範囲で脾の温存を考えるべきである。ただし，臓器の温存が可能と判断した場合であっても，修復で止血が得られなければ，止血に過度な時間を費やすことなく直ちに摘出へと戦術を変更すべきである。修復にこだわって，出血のリスクを増す戦術に固執するべきではない。

臓器を温存する場合には，損傷が軽度であればソフト凝固などでの止血を試みる。上記での止血が困難であれば，脾縫合で止血を試みる。脾は肝に比べてより組織が軟らかく，プレジェットを用いたモノフィラメント糸での縫合が望ましい。止血を試みても術野がドライにならない場合は，脾摘出術を躊躇すべきではない。

2 腎損傷

腎損傷では腎の脱転を開始する前に後腹膜を開放するかどうかを十分に検討する必要がある（本章「6．腹部大血管損傷」参照）。腎茎部血管の損傷がなく，出血の少ない実質損傷のみであれば，後腹膜を開放することなくタンポナーデ効果により止血できることが多い。腎損傷での手術適応は腎茎部の血管損傷と考えたほうがよい。

腎茎部の血管が損傷し，後腹膜の血腫が経時的に増大するようであれば，早急に止血を行う必要がある。腎茎部の出血コントロールのためには，腎を脾のように授動して正中側へと脱転し，腎門部で血管を遮断することが必要である（図6-19）。腎茎部血管の再建には時間を要するため，ダメージコントロール戦略下では，腎摘出術を選択すべきである。

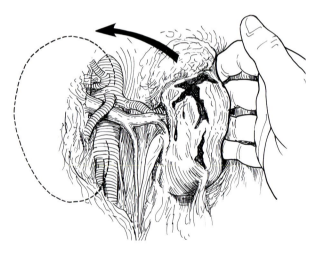

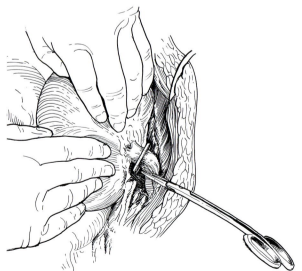
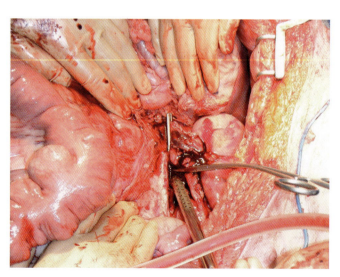

図6-19　腎門部の止血

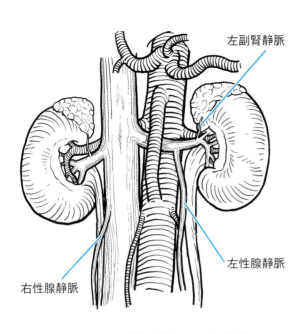

図6-20　左副腎静脈と左性腺静脈

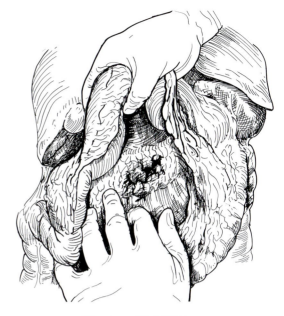

図6-21　膵の観察

明らかに容易に止血が可能と思われる症例以外は，無理に血管修復を行わずに腎摘出術を行う。左腎摘出にあたって注意を要するのは，左腎静脈に流入する左副腎静脈と左性腺静脈（精巣静脈，卵巣静脈）を損傷しないことである（右性腺静脈の多くは下大静脈へと流入する）。これらの血管の存在を想定して二次損傷を予防する（図6-20）。

また，右腎摘出の際には，解剖学的に右腎静脈が短いため血管処理に注意が必要である。本血管が損傷すると下大静脈損傷と同様の大出血をきたすことを知っておく必要がある。腎摘出にあたっては，できれば対側の腎が存在すること，機能していることを確認したい。仮に対側の腎が機能していない場合には，損傷腎を温存しなければならないが，温存に固執するあまり循環動態が不安定となるなど患者生命の危機がある場合は，温存は断念せざるを得ない。腎摘出後の尿管は可及的に尾側まで切除するほうがよい。ただし，damage control surgeryの場合は初回手術では行わず，planned reoperationで実施する。

3　膵体尾部損傷

膵は後腹膜臓器であるが，網嚢を開放さえすれば膵体尾部を前面から容易に観察することができる（図6-21）。膵体尾部の周辺に血腫が存在すれば，その損傷を疑わなければならない。膵体尾部損傷を疑った場合には，網嚢を広く開放して膵を全域にわたって観察する。損傷の徴候があれば，膵を授動して膵後面の観察が必要である。膵の授動は脾の授動に引き続き，膵床部から膵を剥離して正中側へと脱転する。

膵体尾部の損傷で重要なのは，止血とドレナージの2つであり，この2つを実現することが初回手術での目的といってもよい。戦術を決定するうえで重要なのは，主膵管が損傷しているかどうかを判断することである。多くのケースで前方からの観察のみでは主膵管の損傷の有無を判断することは困難である。主膵管が損傷していない症例では，確実なドレナージを行うのが主たる術式となる。損傷部の縫合は必須ではない。

膵自体の損傷が軽度ではあるが，主膵管損傷の有無が判然としない場合には，術中，内視鏡的逆行性胆道膵管造影（endoscopic retrograde cholangiopancreatography；ERCP）を実施してもよい。近年では術中に十二指腸を切開しての直接膵管造影は推奨されていない[11]。主膵管損傷が明らかな場合は，膵体尾部切除を選択する（図6-22）。膵の切離断端は極力主膵管を同定して結紮を行ったほうがよい。切離断端付近の膵床部には必ずドレーンを数本留置する。ドレーン留置の際，切除断端にドレーンが触れないよう注意が必要である。ダメージコント

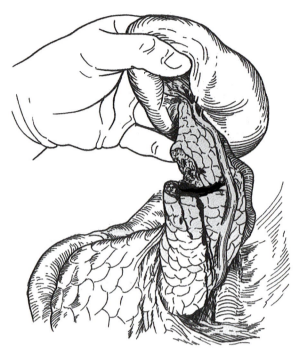

図6-22　膵管損傷

ロール戦略で一刻も早く手術を終了したい場合は，自動縫合器を用いて膵切離を行ってもよい（図6-23）。また，主膵管の損傷は明確ではないが，膵体尾部の高度挫滅がある場合には，術後合併症を考慮して膵体尾部切除を選択すべきである。

穿通性損傷で膵裂傷が小さいもので，膵管チューブの挿入により膵裂傷部から損傷膵管を確認できることがあるが，この場合には膵管チューブをステントとして4-0吸収糸などで膵管縫合（Martin手術）を行ってもよい。鈍的損傷での膵体部離断が明確で尾側膵自体の損傷がないとLetton-Wilson手術（図6-24）を選択したくなるが，鈍的損傷で受傷した膵組織は挫滅もあり術後合併症のリスクが高いことから，初回手術ではあまり勧められない術式である。温存を考慮する場合，二期的に施行することで膵の損傷範囲がより明瞭となり安全に手術を行うことができる。膵と消化管の吻合は，膵管空腸粘膜吻合を考慮するとよい（図6-25）。

4　看護師の戦術

1）脾損傷

●使用する機器：

針付き縫合糸（モノフィラメント吸収糸），プレジェット，剝離鉗子，サテンスキー鉗子（必要に応じて），結紮糸（深部縫合）

●注意点：

脾縫合は体腔の比較的深いところでの操作となるため，縫合糸や結紮糸は長いものを用意したほうがよい。単純縫合で止血されない場合，プレジェットを使用した脾縫合を行う場合もある。また，出血量が多ければ，脾門部を遮断して止血を行うことも想定してサテンスキー鉗子を用意しておくとよい。

2）脾被膜損傷

●使用する機器：

電気メス，（場合によっては，ソフト凝固など）

●注意点：

被膜損傷の多くは，焼灼により止血を得ることができる。電気メスで止血できない場合はソフト凝固

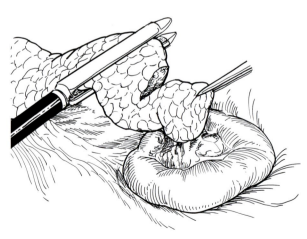
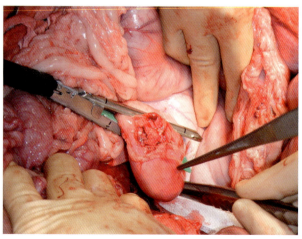

図6-23　自動縫合器による膵切離

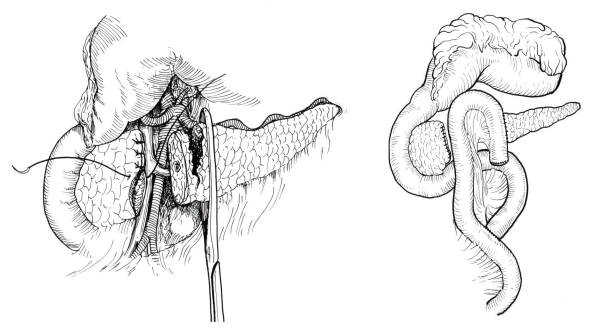

図6-24　Letton-Wilson手術

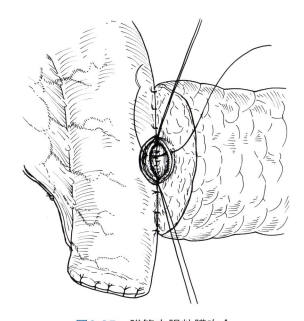

図6-25　膵管空腸粘膜吻合

などが必要となることもある。また，焼灼で止血できない場合は，プレジェットを用いた脾縫合を行うこともある。

3）腎損傷
●使用する機器：

針付き縫合糸（モノフィラメント吸収糸），プレジェット，サテンスキー鉗子，剝離鉗子，結紮糸（深部用），針付き縫合糸（刺通結紮用）

●注意点：

腎裂傷を縫合することは少ないが，腎が温存可能な場合には行うことがある。縫合する糸はモノフィラメント糸を使用することが多い。また，腎盂損傷が明確な場合は，腎盂の修復が必要となる。この場合，針付き吸収糸で縫合を行うので用意が必要である。腎茎部損傷がある場合には腎摘出となることが多いため，サテンスキー鉗子の用意が必要である。腎血管は太く，切離にあたり刺通結紮もしくは連続縫合を行うことが多い。

4）膵体尾部損傷
●使用する機器：

針付き縫合糸（吸収糸），自動縫合器，ドレーン，膵管チューブ

●注意点：

膵体尾部の裂傷には膵縫合を行うことがある。針付きの縫合糸（吸収性：4-0PDSなど）を使用することが多い。高度挫滅の際には膵体尾部切除を行う。自動縫合器で切離する場合とメスで切離する場合があるが，メスで切離する場合，針付き縫合糸が必要となる。Letton-Wilson手術の場合，膵管空腸粘膜吻合を行うので，細い吸収性の針付き縫合糸が必要となる。また，この際に膵管チューブが必要なこともある。

4 膵頭部周囲損傷

Point
- 膵頭部周囲損傷は危険な外傷である
- 膵頭部からの出血では，Kocher授動術を行う
- 基本戦略は戦術の単純化である
- 膵頭部損傷は徹底したドレナージが基本

　膵頭部周辺の臓器損傷は腹部外傷患者のなかで致命傷となり得る損傷の一つである。JATEC™のprimary surveyにおいて，FASTで認知されないショックとして知られる高位後腹膜血腫の原因の一つでもある。膵頭部周囲には解剖学的に重要な大血管と，修復が困難もしくは単独では摘出不能な臓器が多く存在する（図6-26）。大血管としては，下大静脈，腎静脈，門脈，上腸間膜動静脈，単独では摘出不能な臓器としては，総胆管，十二指腸，膵頭部などがあげられる。また多くの臓器は後腹膜に位置するため，損傷血管からの出血は遊離腹腔内には貯留せず，高位後腹膜に巨大血腫として存在するため，FASTや骨盤X線で早期に認知されないショックを呈する。

　膵頭部周囲損傷に対しても最優先すべきは出血のコントロールである。もし遊離腹腔内に出血があれば，まずそれらの止血を行う。高位後腹膜の止血は容易ではなく，出血源が複数箇所存在し，止血すべき箇所も多い。これに対する一時的止血法としては，Kocher授動術を行う（図6-27）[1]。膵頭部を中心とした出血であれば，Kocher授動術後に膵頭部を前後に圧迫することで一時的止血が得られる（図6-28）[1]。そのほかの複合損傷部からの出血はガーゼパッキングなどで一時的止血を行い，次の戦術を考えるための時間を稼ぐ。

　上腸間膜静脈，もしくはその分枝の損傷は比較的しばしばみられ，遊離腹腔内への出血源となり得る。容易に止血できればよいが，止血困難な場合には結紮して止血を図ることも考慮する。十二指腸の水平脚や上腸間膜静脈の損傷に対しては，Cattell-Braasch授動術で術野を展開する必要がある。

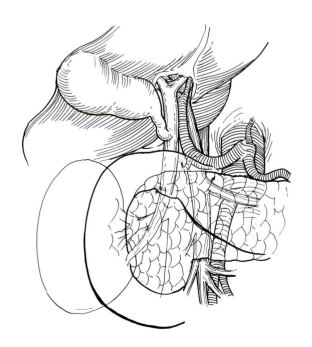

図6-26　膵頭部周囲

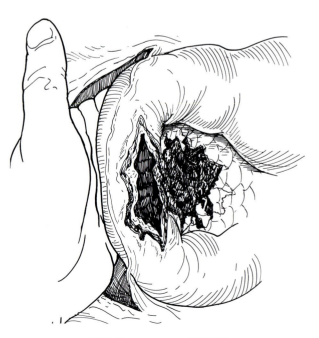

図6-27　Kocher授動術

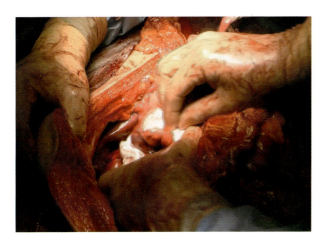

図6-28　Kocher授動術後の一時的止血

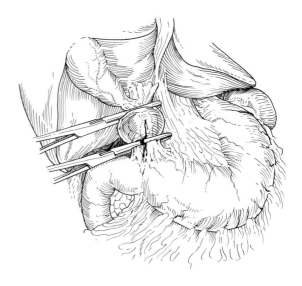

図6-29　Pringle法を応用した損傷部両側の遮断

1 肝十二指腸間膜損傷，門脈損傷

　肝十二指腸間膜の中には，肝へ出入りする重要な管腔構造が存在している。これらの損傷はしばしば肝損傷を併発しているため，肝損傷からの出血だけでなく同部からの出血も比較的多く，まずは一時的止血をすることが重要である。Pringle法を応用して，損傷部の両側を遮断し損傷部位を確認するが，容易ではない（図6-29）。血流遮断なしに損傷部の剝離を行うと，思わぬ大出血をきたすことになる。とくに門脈損傷は大出血となりやすい。門脈は上腸間膜静脈と脾静脈が合流して膵頸部の後方を上行し，肝十二指腸間膜内を走行して肝門部へと至る。膵上縁より肝側の損傷は前方からのアプローチが容易であるが，膵後面部の損傷では前方からアプローチすることは困難である。同部の出血がコントロールできない場合には，膵頸部を離断して門脈を露出して止血を行わざるを得ないこともある。

　また，門脈の損傷が高度で容易に止血や修復ができず患者が危機的な状況である場合には，門脈を結紮することで止血を行うことも考慮する（門脈損傷に対するdamage control surgery）[1]。ただし，肝不全を回避するために，門脈を結紮する前に肝動脈の血流を触診あるいは超音波検査で必ず確認しなければならない。固有肝動脈も損傷していれば，可及的速やかに再建が必要である。

　胆管の損傷は比較的容易に修復可能である。吸収糸などで結節縫合を行う。胆管が離断している場合や損傷が高度である場合には，いったん胆管を切離して断端からドレナージチューブを挿入して胆汁のドレナージを行う。再建は二期的に行うほうがよい。

2 膵頭部損傷

　膵頭部損傷に対する決定的な戦術は存在しない。その損傷の程度を十分に評価し，適切な戦略を決定する必要がある。総じてこの部位の損傷に対する治療戦略の基本は，戦術の単純化である。複雑な戦術を選択すれば手術時間は延長し，全身状態の悪い患者にはきわめて大きな負担となる。極力短時間で手術を終了させることが望ましい。単独の膵頭部損傷で明らかな裂傷がない場合の基本戦術は，徹底したドレナージである。主膵管損傷がなければ挫傷部からの膵液漏れは軽度である。

　一方，複合損傷があり膵頭部に裂傷を伴う場合には，出血も多いことから止血が最優先である。次いで主膵管と膵内胆管の損傷の有無を判断する。主膵管損傷が明確であれば損傷部にチューブステントを留置して膵管縫合することを考慮してもよい。ただし，縫合周囲には徹底したドレナージを行うべきである。また，膵内胆管の損傷が疑われるようならば，胆道のドレナージ〔Cチューブドレナージまたは逆行性経肝胆道ドレナージ（RTBD）〕を行ったほうがよい。

　膵損傷の術後には多かれ少なかれ術後膵炎と同様の状態となる。ひどいものでは重症急性膵炎に匹敵

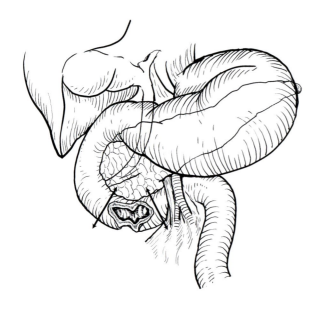
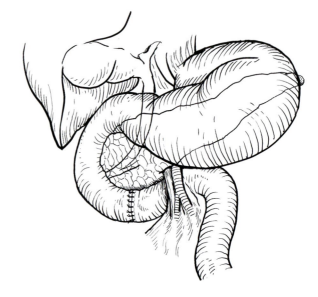

図6-30　十二指腸十二指腸端々吻合

する膵炎症状を呈するものも存在する。この術後膵炎を想定して二期的手術時以降に経腸栄養のための空腸瘻を造設しておくと早期経腸栄養が可能となる。

3 十二指腸損傷

十二指腸の損傷は小腸と異なり縫合不全のリスクが高いとされてきた。これは胃からの胃酸による損傷，解剖学的血流の問題，さらには膵損傷併発時の膵酵素障害などが影響していると考えられている。しかし，十二指腸の小さな損傷（裂傷）に対しては，小腸同様に単純縫合閉鎖術を行えばよい。基本的には極力短軸方向での縫合を行うが，長軸方向に長い裂創の場合はそのまま縫合してもよい。もし腸管内圧が上昇する可能性があれば，空腸から逆行性に十二指腸内へと減圧チューブを挿入することを考慮する。胃酸による影響は，術後にプロトンポンプ阻害薬などの投与で対処する。

<Planned reoperationの際の戦術>

損傷が大きく，単純縫合閉鎖が困難であると判断した場合は，切除断端がテンションなく授動できるなら，分節切除を選択して十二指腸十二指腸端々吻合が可能である（図6-30）。ただし，十二指腸第Ⅱ部は強固に膵と付着しているため授動が困難であり，この術式が適応になることは少ない。また，第Ⅱ部の修復ではVater乳頭部を損傷しないよう細心

の注意を払う必要がある。Vater乳頭部より遠位の損傷では，損傷部を切除したのちReux-en-Y再建を行う。空腸はretrocolic（結腸後）で挙上し，十二指腸空腸吻合を端々あるいは側々吻合で行う（図6-31）。十二指腸の遠位端は縫合閉鎖し，Y脚は挙上空腸に吻合する。第Ⅲ部，第Ⅳ部は腸間膜が短く，授動も困難で容易に虚血に陥り，十二指腸瘻のリスクが高い。したがって，十二指腸十二指腸吻合よりは十二指腸空腸吻合のほうが好ましい。Damage control surgeryでは，損傷部は単純閉鎖あるいは切除と断端閉鎖のみにとどめ，再建は二期的に行う。

4 膵頭部周囲複合損傷（高度な膵頭部挫滅と十二指腸損傷）

膵頭部周辺損傷の多くは出血を伴い，患者の生理的状態も悪化している。この治療戦略の基本は，膵液，胆汁そして腸液の流出を最小限にするため損傷周囲への徹底したドレナージを行うことである。十二指腸の高度損傷に加えて膵頭部が同時に損傷している場合には，十二指腸の安静と同時に膵液分泌を防止するという観点から **pyloric exclusion** を行うことがある[8)12)]（図6-32）。Pyloric exclusionの原法は，胃幽門洞前面で胃を切開して幽門輪を縫合閉鎖して胃空腸吻合を行うというものである。しかし，幽門輪の閉鎖は多くが7日程度で再開通するため，胃切開部に胃空腸吻合を置く必要はない。胃切

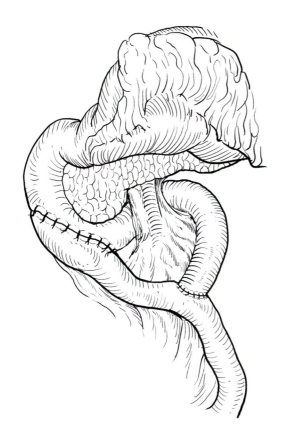
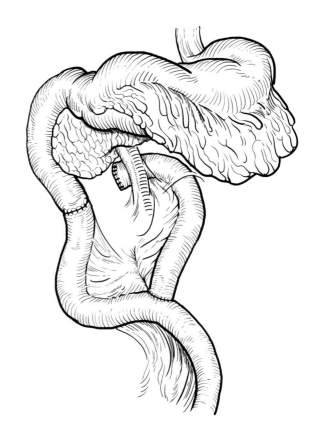

図6-31　十二指腸空腸吻合

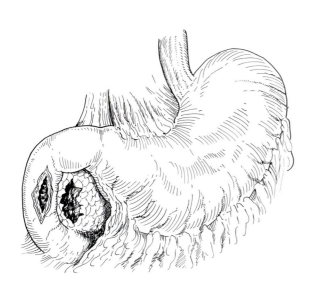
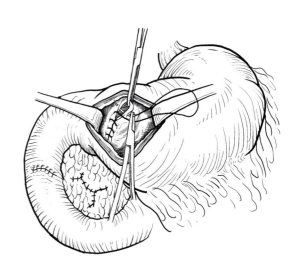

図6-32　Pyloric exclusion変法

開部は単純閉鎖し，十二指腸内に減圧チューブを留置してドレナージを行う。このpyloric exclusionの変法は比較的短時間で行える手技であり，damage control surgeryの際にも有効と考えられる。ただし，近年では本手技の有効性に疑問を呈する報告もある。

　膵頭部や十二指腸の損傷があまりに高度で膵頭部を残存させることが困難であり，ほかに選択肢がないと判断した場合には，最後の決断として膵頭十二指腸切除術（もしくは，幽門輪温存膵頭十二指腸切除術）を考慮する（図6-33）。ただし，damage control surgeryが必要と判断されるような循環不安定な状況下では推奨されない[13]。

　Damage control surgeryの場合の理想的な戦略は，初回手術はパッキングによる止血のみにとどめ（abbreviated surgery），膵頭十二指腸切除術は

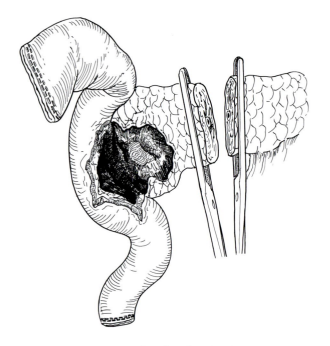

図6-33 膵頭十二指腸切除術

planned reoperation（計画的再手術）の際に行う[14)15)]。初回手術では迅速にKocher授動術を行った後に膵頭部を左手で包み込むように保持し，腹側と背側から用手的に圧迫して一時的止血を得る。動脈性出血に対しては確実に結紮止血を行う。用手圧迫の手の形をそのまま再現するようにパッキングガーゼを膵頭部の腹側背側に入れて，最後にパッキングにより完全止血されていることを確認する。一時的閉腹にてICUに入室し全身状態の安定化に努めると同時に，planned reoperationの予定を立てる。planned reoperationは原則，初回手術から24〜48時間後とし，循環動態がきわめて安定している場合には膵頭十二指腸切除術を行ってもよい。一方，ICU管理にもかかわらず循環動態が不安定な場合は，膵頭十二指腸部の切除のみを行い，消化管は自動縫合器にて縫合切離，胆管および膵管はドレナージチューブで外瘻とし，再建は二期的に行う（二期的膵頭十二指腸切除術）（図6-34）。

もし，初回手術で循環動態が安定しており膵頭十二指腸切除が必要と判断した場合でも，再建を含めた根治的な膵頭十二指腸切除術は推奨されない。挫滅を受けた膵は初回手術時には明確な損傷境界を確認することが困難であり，肉眼的に正常と判断した部位でも挫滅を受けていることがある。挫滅部での膵消化管吻合は縫合不全の可能性が高く，初回手術時の再建は避けるべきである。手技を極力単純化し一刻も早く手術を終了させることを目標とする。初回切除の際は，極力切除範囲を小さくし，挫滅膵の追加切除が必要な場合は，planned reoperationで行う。

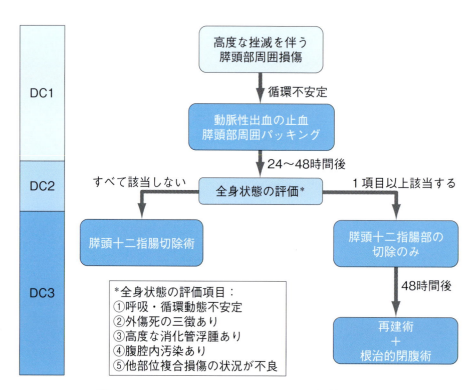

図6-34 Damage control surgeryの理想的な戦術

5 看護師の戦術

1) 膵頭部損傷
●使用する機器：
パッキングガーゼ（柄付きガーゼ），メッツェンバウム
●注意点：
膵頭部損傷からの出血は，Kocher授動術を行って圧迫止血を行うため，剥離鉗子やメッツェンバウムが必要となる。

2) 肝十二指腸間膜損傷
●使用する機器：
サテンスキー鉗子（2本），血管縫合糸（ポリプロピレンなど）
●注意点：
肝門部の門脈や肝動脈からの出血は2本以上のサテンスキー鉗子で血行遮断する必要がある。一時的止血が行われたら，肝十二指腸間膜の剥離の後，血管縫合糸による縫合を行う。

3) 十二指腸損傷
●使用する機器：
針付き吸収糸，十二指腸減圧チューブ，自動縫合器，腸瘻チューブ
●注意点：
Pyloric exclusionを行う場合には，吸収性の縫合糸で幽門部を閉鎖することが多い。通常の胃空腸吻合（場合によっては胃縫合）の用意が必要である。十二指腸内に留置する減圧チューブが各種あるため，事前にチーム内で相談して用意しておくとよい。また，胆道ドレナージが必要な場合は，TチューブやCチューブなどが必要となることがある。症例によっては，腸瘻を造設することもあるので，この場合，腸瘻チューブが必要となる。

5 消化管および腸間膜損傷

Point
- 止血と汚染回避がdamage control surgeryの主たる目的である
- Damage control surgeryでは，消化管の吻合は行わない
- 自動縫合器を有効活用せよ！

消化管損傷は腹腔内の汚染から腹膜炎へと移行し，全身状態を悪化させる可能性が高く，絶対に見逃してはならない損傷の一つである。したがって，消化管の損傷部位を確実に同定し，汚染を回避することが重要である。

損傷腸管が同定されたら修復に入るが，この際に根治的な修復を行うべきか，それともdamage control surgeryへと移行するのかを決断しなければならない。Damage control surgeryが必要な場合には，腹腔内への消化管内容の漏れを防止することのみに主眼を置き，根本的な修復（縫合や吻合）は行わない。消化管損傷が高度であったり，虚血状態であったりする場合など，損傷腸管自体の温存が不可能と考えられる場合には，切除のみを行う（図6-35）。腸管の迅速な切除には，自動縫合器を使用する。自動縫合器は迅速に腸管を切除すると同時に縫合閉鎖を行うため，damage control surgeryの際には欠かすことのできないアイテムの一つである（図6-36）。近年では腸間膜内の血管処理にあたり，血管シーリングシステム（LigaSure™など）を使用すると血管結紮の時間が節約でき，より迅速に腸管切除が可能である。

Damage control surgeryで腸管切除を行う場合には，切除腸管断端は縫合せず，腹腔内の汚染をコントロールするのみにとどめ，一時的閉腹を行う。また，ショック状態で大量輸液を必要としている患者の場合は，術後に腸管の高度浮腫を起こすことも想定し，一期的な吻合を避けるほうが望ましく，初回

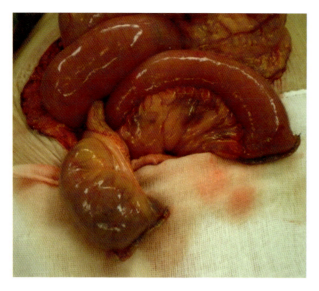

図6-35　損傷腸管の切除

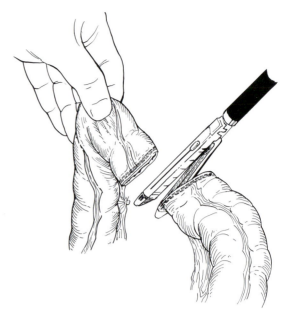

図6-36　自動縫合器

手術の後に二期的に吻合を行うほうが賢明である。

消化管損傷では汚染のコントロールは重要なポイントであるが，損傷の特性から出血のコントロールという観点にも注意が必要である。腸管損傷の際には，その損傷に比して予想以上に腹腔内に血液が貯留していることがある。これは，血流豊富な腸管損傷壁からの出血に加えて，近傍腸間膜の損傷による出血も少なくないからである。腸間膜からの出血は，腸間膜内を走行する動静脈の損傷に起因するが，損傷血管断端は腸間膜内へと埋没していることも多く，その出血点を直視できないこともある。このようなケースでは不用意に鉗子での止血を試みずに，まずは用手的に示指と母指で圧迫止血を行い，損傷漿膜を開放して止血処理ができるようにするほうがよい（図6-37）。とりわけ，腸間膜静脈の損傷は注意が必要で，近位の腸間膜静脈損傷の際には不用意な牽引や不適切な止血鉗子の使用によりsurgical trunkの損傷を生じると，止血困難な大出血を引き起こすことになるので注意が必要である。

1　胃損傷

胃の損傷は小さければ単純閉鎖を試みてもよい（図6-38）。損傷が高度であれば自動縫合器を使用して損傷部位の切除を行う。胃の後壁損傷の有無は常に想定しておく必要がある。胃の後壁は前方からは確認することができないため，網嚢を開放して損傷がないかを確認しなければならない。より口側の後壁損傷は修復が困難なこともあり，その場合は前壁を切開して修復を試みる。

2　小腸損傷

小腸は腹腔内で遊離しているためその損傷を発見するのは決して困難ではない。腸間膜の付着部付近やTreitz靱帯近傍（図6-39）では損傷が見逃されることもあり注意が必要である。腸間膜血腫の近傍は詳細に検索を行う。小腸の修復は，汚染が軽度で小さい損傷であれば単純縫合閉鎖を試みてもよい。損傷が高度であれば自動縫合器を使用して損傷部を閉鎖するか，もしくは腸管切除を実施して確実に腸管内容の漏出を防止する。全身状態に問題がなければ，切除腸管の吻合を考慮してもよい。腸吻合を行う場合は損傷腸管の十分なデブリドマンを行い，縫合断端の血流を十分に確保し，縫合部位に張力がかからないように吻合する。吻合法は慣れた方法を使用すればよい。なお手縫い法と器械縫合法との差はないとされている[8]。

3　結腸直腸損傷

結腸の損傷（図6-40）は，損傷部位と損傷程度を総合的に判断して術式を決定する。腹腔内の汚染が軽度で小さい損傷であれば，単純縫合を行っても

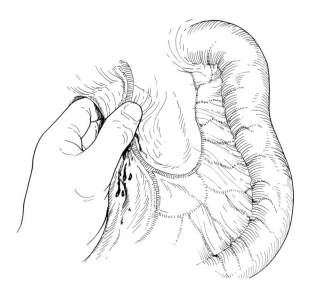
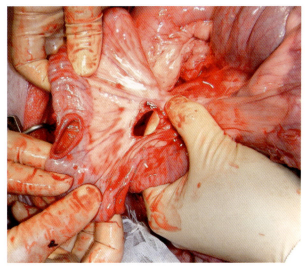

図6-37　腸間膜出血に対する用手的な圧迫止血

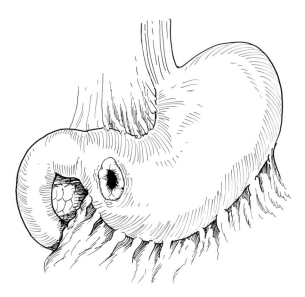

図6-38　胃の単純閉鎖

よい．しかし，損傷が高度で汚染もひどければ，腹腔内の汚染のコントロールに主眼を置いた術式を選択するほうが賢明である．損傷が大きければ，結腸半切除（横行結腸切除を含む）を行い，結腸切離には自動縫合器を利用する．全身状態が悪くなければ吻合を考慮してもよいが，ダメージコントロール戦略では二期的に吻合または人工肛門造設を行うほうが安全である．また，初回手術での人工肛門造設も避けたほうがよい．

　術直後から結腸内の減圧が必要な場合は人工肛門造設を考慮する．とりわけ，下行結腸から直腸上部（Ra）までに高度な損傷がある症例では，損傷結腸を切除してHartmann手術とする．直腸上部は自動縫合器にて閉鎖し，口側切離断端で人工肛門を造設する．Damage control surgeryの人工肛門造設の際には，腹壁の浮腫のため挙上腸管が締め付けられ虚血や壊死となることがあり[8)16)]，これを想定して通常の人工肛門より腹壁の切開を大きめにするとよいが，大きすぎる腹壁切開は術後の傍人工肛門ヘルニアを合併することがあるため注意は必要である．

　下部直腸（Rb）以下の損傷（図6-41）がある場合には，腹腔側からのアプローチより，経肛門的なアプローチがよい場合がある．腹膜翻転部付近に損傷があり遊離腹腔内への穿孔が腹腔内に確認できる場合は，直腸周囲の腹膜を切開して直接損傷部の閉鎖を行ったほうがよい．腹腔内から損傷が確認できない場合には，経肛門的に損傷部を確認し，損傷が確認されれば縫合閉鎖を行う．損傷部の縫合閉鎖と同時に損傷部の口側結腸（S状結腸）を挙上して人工肛門を造設する．この場合，あえて腹膜を切開して経腹的にドレナージを行うことは避けるほうがよい．

4　腹部食道損傷

　腹部食道の損傷は比較的まれであるが，見落としてはならない損傷の一つである．E-C junctionの周辺に血腫や損傷が疑われれば，同部を授動して損傷の有無を確認する．腹部食道を前方から直視下に観察するのは困難なことも多く，この場合には肝の外

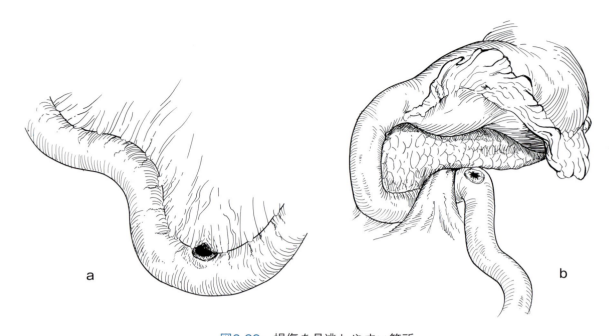

図6-39 損傷を見逃しやすい箇所
a：腸間膜の付着部付近，b：Treitz靱帯近傍

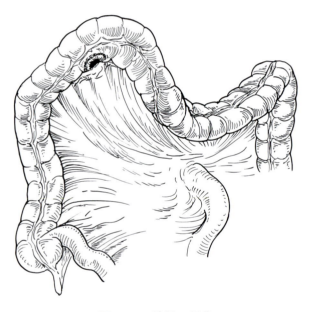

図6-40 結腸の損傷

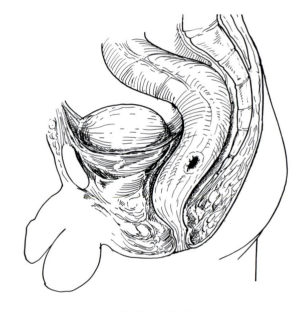

図6-41 下部直腸（Rb）以下の損傷

側区域を脱転して視野の確保を行う必要がある。肝の左三角間膜と冠状間膜を切離して十分に外側区域を脱転するとその直下にE-C junctionを確認できる。食道前面の腹膜を切開して食道を剝離し損傷の有無を確認する。小さな損傷は単純縫合閉鎖を行ってもよい。この際，縫合は極力2層で縫合したほうがよい。すなわち，粘膜縫合と筋層縫合（漿膜があれば漿膜筋層縫合）との2層で行う。食道損傷時は，粘膜損傷が筋層損傷より大きいという特徴をもっている[8]。したがって，粘膜縫合を行う場合には，粘膜損傷部が筋層の損傷部よりも損傷が広いことに注意し，確実に粘膜を拾って縫合する。さらに損傷部に大網を被覆しておくとよい。

損傷が高度でかつ大きく，damage control surgeryの場合には，可及的縫合閉鎖の後，ドレナージを行ったほうがよい。損傷部は二期的に根治的再建を行う。

5 看護師の戦術

1）消化管損傷

●使用する機器：

腸鉗子，自動縫合器，針付き吸収糸，消化管縫合セット

●注意点：

Damage control surgeryの際には自動縫合器があれば十分である．縫合が可能な症例や循環動態が安定した症例は，予定手術と同様に消化管の縫合セットが必要となる．消化管の大量切除の場合（damage control surgeryの際），血管シーリングシステムが使用できると手術時間の短縮となる．

6 腹部大血管損傷

> **Point**
> ・腹部からの大動脈遮断で一時的止血を試みよ！
> ・損傷血管の近位側および遠位側のコントロールののち損傷部へ進入せよ！

　腹部大血管損傷はきわめて救命率の低い損傷であり，可及的な止血ができなければ患者は救命できない．腹部大血管損傷は大動脈の損傷と下大静脈の損傷がその代表である．腹部大血管損傷は後腹膜血腫として発見されることが多い．後腹膜血腫は解剖学的特徴から3つのzoneに分類し（図6-42），zoneに応じて後腹膜開放の有無やアプローチ法を考慮する（表6-2）．穿通性損傷はいずれのzoneでも開放し，鈍的損傷においてはzone I では原則開放するが，zone II とzone III では開放しないと理解しておけばよい．

1 大動脈損傷

　大動脈損傷があれば，後腹膜正中部を中心に巨大な血腫が存在し，血腫は増大傾向をみせる（図6-43）．こうした症例は血圧が低く，放置すれば直ちに心停止に至ることが多い．大動脈損傷が疑われる場合には，まず腹部上部の大動脈を遮断して一時的止血を図ることが最優先される[17]（図6-44）．腹部大動脈の遮断には，血管鉗子は用いない．一時的止血を得るためのもっともよいアイテムは手である．胃を尾側に牽引し，鈍的に小網の無血管領域を開放して網嚢へと進入すると，食道の右側に大動脈の拍動を触知できる．それを椎体に向かって圧迫することで大動脈の血流はほぼ完全に遮断される．蘇生の手技として大動脈を一時的に遮断する場合，まず用手圧迫を行う．しかし，助手の圧迫する手が視野を妨げることも多く，手術が遂行できない場合には，開胸下での胸部下行大動脈遮断を行うほうがよい．大動脈損傷の止血を行う際に，遠位側大動脈からのバックフローにより近位側のみの遮断では不十分なことがある．この場合は大動脈が総腸骨動脈に分岐する手前で同様に大動脈を圧迫遮断する必要が

図6-42　腹部のzone分類

表6-2 腹部大血管損傷

Zone	血腫の位置	想定される損傷	後腹膜開放の可否 穿通性損傷	後腹膜開放の可否 鈍的損傷	中枢側血行遮断部位	後腹膜到達法および特殊操作法
I	正中で横行結腸より頭側	腎上大動脈，腹腔動脈・上腸間膜動脈起始部	可	可	腹腔動脈上大動脈	Mattox授動術
I	正中右寄りで横行結腸より頭側	膵十二指腸動脈，門脈，腎上下大静脈，腎静脈	可	選択的に可	腹腔動脈上大動脈	Cattell-Braasch授動術
I	正中で横行結腸より尾側	腎下大動脈，上・下腸間膜動静脈	可	可	腎下大動脈または腹腔動脈上大動脈	後腹膜正中切開またはCattell-Braasch授動術
I	正中右寄りで横行結腸より尾側	腎下下大静脈	可	可	腎動脈下大動脈，下大静脈（上下）	Cattell-Braasch授動術
II	外側，腎周囲	腎損傷，腎茎部脈管	選択的に可	不可	腎茎部血管遮断（正中アプローチ）	Cattell-Braasch授動術またはMattox授動術後に腎を授動
III	骨盤部	腸骨動静脈	可	不可	大動脈分岐部，下大静脈	Cattell-Braasch授動術

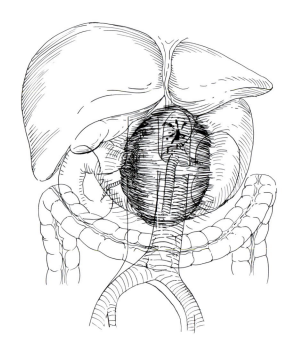

図6-43 大動脈損傷の血腫

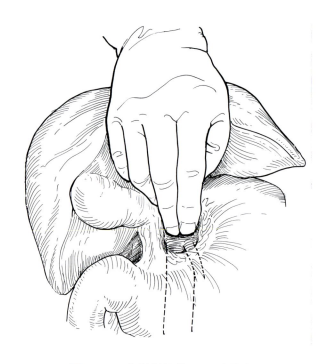

図6-44 大動脈損傷の一時的止血

ある。

大動脈遮断で一時的止血が得られたら，損傷部の剝離を行う。損傷部を確認したら修復を行うが，多くの場合，修復は困難である。大動脈損傷に対しての有効な唯一の戦術は迅速な修復のみである。大動脈の損傷が大きければ，これを縫合修復するかもしくはグラフト置換術を行うしかない。

大動脈から分枝する大血管である腹腔動脈，上腸

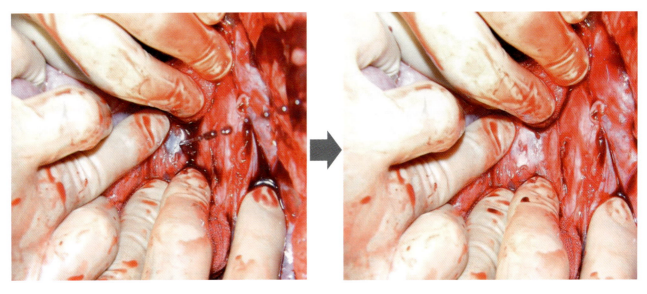

図6-45　下大静脈損傷の一時的止血

間膜動脈の根部での損傷もアプローチが困難である。大出血するなか，急速に血圧が低下していくような場合には，大動脈遮断をしたままで，前方から主要血管起始部へとアプローチすることになる。多くの場合，Mattox授動術を行っている余裕はない。この場合，前方の胃が障害となるが，状況に応じては胃を自動縫合器などで切離して大動脈前面へとアプローチすることも考慮する。腹腔動脈や上腸間膜動脈が離断している場合，一時的シャントを考慮してもよいが，直ちにシャント造設ができない場合には，救命のために結紮止血を決断しなければならない。

2　下大静脈損傷

　下大静脈損傷はきわめて致死的な損傷の一つである。上行結腸の後方に巨大血腫があれば下大静脈損傷を想定しなければならない。血腫の増大がなく，患者の生理学的状態が安定しているのであれば，この血腫を開放してはならない。後腹膜のタンポナーデ効果で止血されているからである。しかし，患者の生理学的状態が悪くショックも継続しさらに血腫が増大しているようであれば，この損傷は修復が必要である。下大静脈の損傷があれば，後腹膜を開放した瞬間に大出血をきたす可能性が高いため，一時的止血の準備を行ってから，損傷部の確認を行う。一時的止血として，下大静脈の損傷部の近位側と遠位側を前方から用手的に圧迫できるようにする（図6-45）。この際，静脈還流量が低下し急激な血圧低下もしくは心停止を起こすことがあるため，圧迫する際には必ず麻酔科医にその旨を宣言する必要がある。もし出血量が多くなるようであれば，大動脈遮断を同時に行うことで出血量を減少させることができる。用手圧迫では損傷部の縫合が困難なことがあるため，ガーゼを挟み込んだツッペル鉗子をあらかじめ作成しておいて使用するとよい（図6-46，47）。損傷が単純な裂傷であれば，損傷部の頭側と尾側を血管鑷子あるいはアリス鉗子で把持した後に血管鉗子をかけて（サイドクランプ），ポリプロピレン糸で縫合修復を行う（図6-48）。腎静脈流入部より遠位の損傷で，かつ裂傷が高度で止血困難であれば，下大静脈を結紮して止血を行うことも考慮する[8]。

　一方，腎静脈流入部付近の損傷は，完全に一時的止血が得られないことから術野の確保が難しく，修復が困難であることが多い。腎静脈流入部の近位側で下大静脈を結紮することは腎機能の廃絶を意味するため極力修復に努めるが，止血困難であれば両側の腎を犠牲にすることを前提として結紮も考慮する。救命を最優先する。

　なお，腹部で結紮が可能な血管の一覧を表6-3に示す[8]。

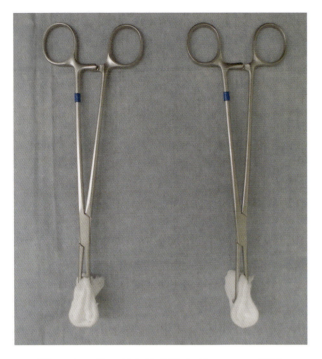

図6-46　ガーゼを挟み込んだツッペル鉗子

結紮するようなことは行わない。後腹膜のタンポナーデ効果が破綻し，逆に腹腔内へと出血が増えると同時に，後腹膜のパックされていた出血が再出血を起こすことになるからである。現在では，この骨盤内の後腹膜出血に対しては，TAEでの止血を第一選択とすべきである。しかし，総腸骨動静脈の離断などの高度な出血により，血腫が増大して血管造影までの時間がないと判断した場合には，総腸骨動静脈の遮断を考慮せざるを得ない。

穿通性損傷による後腹膜血腫の場合，刺創路（銃創路）に沿って損傷血管があるはずである。後腹膜も破綻しておりタンポナーデ効果は期待できないため，確実な外科的止血を行う。

左右の総腸骨静脈分岐部の出血は止血がきわめて困難である。これは前方に右総腸骨動脈が位置しているためである。総腸骨静脈分岐部付近の止血ができずショック状態が継続している場合には，右総腸骨動脈を遮断後に離断して修復することも考慮する[1)8)]（図6-49）。止血ができなければ患者は救命できない。

3　骨盤内の後腹膜出血

骨盤内の後腹膜出血はその多くが骨盤骨折に起因している。この血腫の責任血管はほとんどの場合，内腸骨動脈由来の血管である。骨盤内の巨大な後腹膜血腫を認め，この後腹膜が破綻していない場合には，安易に腹腔側から後腹膜切開して内腸骨動脈を

4　看護師の戦術

1）大動脈損傷
●使用する機器：
血管鉗子（大動脈鉗子）2本，血管縫合糸（ポリ

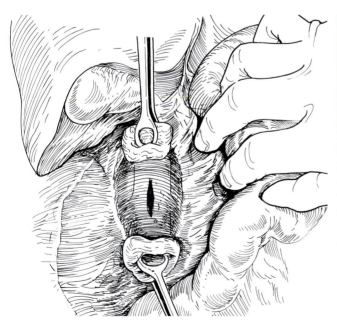
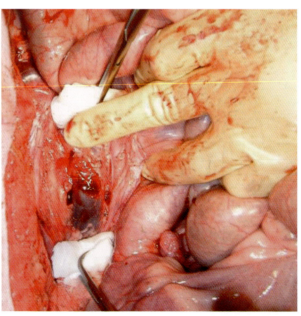

図6-47　下大静脈の修復

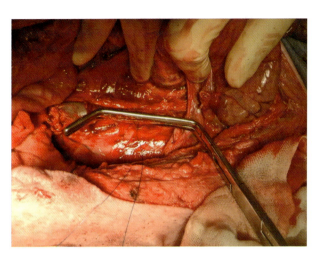

図6-48　ポリプロピレン糸で縫合修復

表6-3　結紮可能な血管と予想される合併症

結紮可能な血管	予測される合併症
腹腔動脈	なし
脾動脈	短胃動脈があれば合併症なし
総肝動脈	門脈が正常なら合併症なし，胆囊虚血
上腸間膜動脈	腸管虚血
上腸間膜静脈	腸管虚血・うっ血
門脈	腸管虚血・うっ血
腎静脈上部の下大静脈	腎不全
腎動脈下部の大動脈	下肢の虚血
腎静脈下部の下大静脈	下肢のうっ血
左腎静脈（近位側）	なし
右腎静脈	腎虚血・うっ血
総（外）腸骨動脈	下肢の虚血
総（外）腸骨静脈	下肢のうっ血
内腸骨静脈	なし

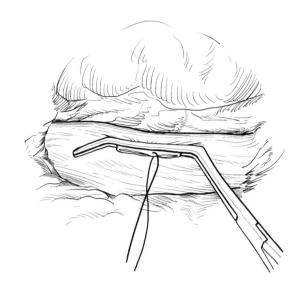

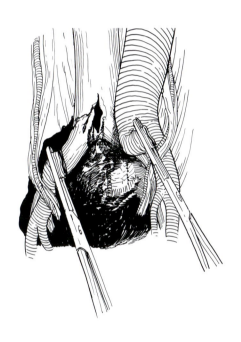

図6-49　右総腸骨静脈の修復

プロピレン糸など），血管セット

●注意点：

損傷した大動脈の遠位側と近位側をそれぞれ大動脈鉗子で遮断する。場合によってはサテンスキー鉗子が使用できる場合もある。

2）下大静脈損傷

●使用する機器：

血管鉗子（サテンスキー鉗子など），血管縫合糸（ポリプロピレン糸など），血管セット，圧迫用のガーゼと把持鉗子

●注意点：

腎静脈より尾側の下大静脈損傷は圧迫で止血が可能である。血管鉗子がかからない場合は，圧迫ガーゼを把持鉗子につけて，これを用いて圧迫止血し縫合することがある（図6-47）。

7 横隔膜損傷

> **Point**
> ・横隔膜は必ず検索せよ！
> ・Damage control surgeryでは初回手術で修復すべきかの判断が重要である

横隔膜損傷は存在が見逃されることがあり，横隔膜の検索は重要である．胸腹部移行帯の損傷，とりわけ穿通性損傷では必ず検索すべきである．横隔膜損傷の見逃しはピットフォールとなる．

横隔膜は胸腔と腹腔を隔てており，この損傷により腹腔内出血が胸腔内に流れ込むことで腹腔内出血の診断に苦慮することがある．

1 横隔膜の修復

横隔膜損傷は原則的に縫合修復が必要である．しかし，damage control surgeryの場合は，縫合閉鎖すべきか否かの判断が必要である．判断の要素としては，患者のバイタル破綻の度合い，横隔膜損傷部からの出血の有無，損傷部の大きさ，損傷部位，ヘルニア発生のリスクなどがある．縫合閉鎖しない場合は，以下のような状況を想定しておく必要がある．例えば，出血を伴う胸腹部外傷で，胸腔と腹腔にドレーンを留置して手術を終了した場合，ドレーンからの出血がいずれの腔（胸腔と腹腔）からのものか判断することが困難となる．また，消化管損傷を合併していた場合には，胸腔の汚染が懸念される．

修復方法は，裂創部をアリス鉗子やバブコック鉗子で把持し太めの非吸収糸で縫合を行う．縫合法は，連続縫合でも結節縫合でもよいがタイトにすべきである．Damage control surgeryの場合は，連続縫合で迅速に修復を行い，必要があればplanned reoperationの際に再修復を考慮する．通常，腹腔内から損傷部の修復をすることが多いが，右側横隔膜損傷では肝の存在により縫合閉鎖が難しいため，胸腔側からの縫合閉鎖を選択してもよい．

横隔膜は胸腔内の陰圧により徐々に欠損部が大きくなること，受傷後7〜10日で横隔膜の退縮により直接縫合することが難しくなることから，damage control surgeryの際に損傷部の修復ができなくてもplanned reoperation時には必ず修復する．損傷部が大きくて直接縫合が困難なときは，全身状態が安定し，腹腔内の汚染が少なければPTFE（polytetrafluoroethylene）シートでの修復を行う．

8 Open abdominal management

> **Point**
> ・Vacuum packing closureで一時的閉腹を行う
> ・ドレープガーゼの交換は，72時間以内に行う

1 一時的閉腹法

　腹部外傷外科手術ではしばしばdamage control surgeryの決断が必要となる．この際の一時的閉腹法に求められるのは，引き続く集中治療管理へと移行できるための迅速性と簡便性である．さらに重要な点として，術後に発生し得る腹部コンパートメント症候群（abdominal compartment syndrome；ACS）の予防があげられ，これが実現できる閉腹法を選択することが望まれる．上記の2点を満たす方法としては，vacuum packing closure（VPC）があり，damage control surgery時の一時的閉腹法やACSの減圧目的での開腹後の閉腹法として推奨される方法である[18]．

　VPCは，ガーゼを貼り付けたポリエチレンシート（滅菌ドレープ）を腸管と腹壁の間に挟み込み，この前面に吸引ドレーンを挿入して滅菌ポリエチレンドレープで腹壁創を覆い閉腹するものである．留置したドレーンから持続的な陰圧をかけ，腹腔内の排液を回収するため，排液管理にも優れている．

　まず，ポリエチレンシートにガーゼを貼り付けて，ドレープガーゼを作成する（図6-50）．このポリエチレンシートにはメスなどでドレナージ目的の小裂孔を多数作成しておく．続いてこのシートのポリエチレンシート部を腸管側に向けて，腸管と腹壁の間にサンドイッチされるような形で挟み込み，この前面に皮膚を通してそれぞれ左右1本ずつのシリコンドレーンを留置する．ドレーンはY字管で連結して持続吸引にて陰圧をかけ，この上に滅菌ドレープを貼り付けて腹壁創を完全にカバーする[18]（図6-51）．ポリエチレンシートで外界からの細菌の侵入を防ぐことができる．

　本法での一時的閉腹の限界は48〜72時間である．これ以上長期に継続すると腹腔内の感染の可能性が増大するため，72時間までを目途にドレープガーゼの交換を行うべきである．しかしながら，初回手術で腸管損傷や胆管損傷といった汚染がある場合は，24時間後に腹腔内洗浄およびドレープ交換を行うほうが汚染回避という面からは望ましいが，ショック後の場合はパッキングガーゼ除去により再出血をきたす可能性が高いため注意が必要である．

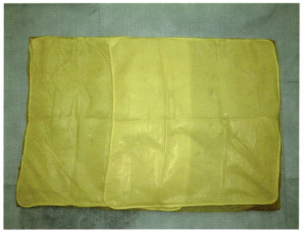
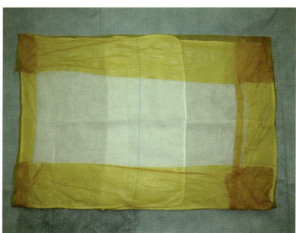

図6-50　ドレープガーゼ

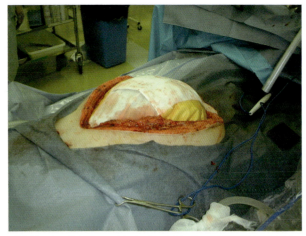

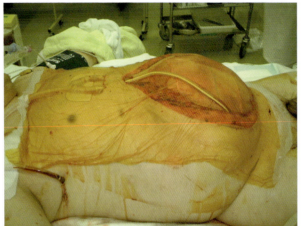

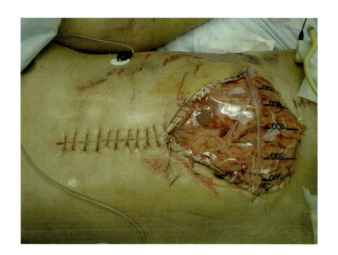

図6-52　Silo closure

とも重要である。

　Vacuum packing closureのほかに，silo closure[19]も実用的である（図6-52）。滅菌されたIVHバッグを開き，これを腹壁縁に沿って皮膚と連続縫合を行って一時的に閉腹するものである。本法も迅速性に優れているが，排液が創部から大量に漏れ出し，術後に患者体温を低下させるなど排液管理上の問題がある。そのほか，皮膚縫合法，タオルクリップ法などがあるが，これらは術後のACS予防の観点からは勧められない[18]。

2　根治的閉腹術と腹壁再建

　Planned reoperationを初回手術の48〜72時間後に計画し，それまでに外傷死の三徴を改善させ根治的閉腹術を行うことを目指す。しかしながら，総輸液量が多く，腹壁や腸管浮腫が強い場合は無理な根治的閉腹を避け，再度VPCによる一時的閉腹を行い速やかに手術を終了する。初回手術で止血が不十分でemergency reoperationになったり，胆汁や腸液といった汚染を十分にコントロールできなかったりした場合は，根治的閉腹術が困難になることが知られているため，初回手術時において止血と汚染コントロールを確実に行い，いったんショックが改善したならば速やかに輸液を減量することで閉腹困難を回避できる。また，汚染が著明な場合はplanned reoperationを48時間後ではなく24時間後に行うことでより確実な汚染コントロールが可能となる。

　VPCを繰り返して行うとドレープガーゼや腹水が感染を起こして，よりいっそう閉腹が困難になるこ

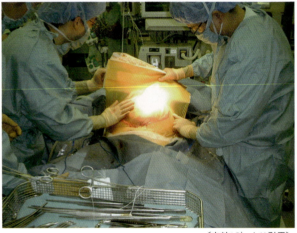

〔文献18〕より引用〕

図6-51　Vacuum packing closure

パッキングガーゼ除去により再出血をきたした場合は，再度パッキングを施行して48時間後にドレープ交換あるいは根治的手術を行う。腹腔内に膿瘍を形成することはほとんどないが，長期の使用では腹水中に細菌が検出されるようになり，完全な閉腹までに感染による合併症を併発する可能性がある。また，ドレープガーゼの交換も繰り返して行えるが，長期にわたって行うと，腹壁創が短縮し，根治的な閉腹が困難となることから，早期の閉腹を目指すこ

とがある。これを避けるためにVPCを数回繰り返した場合はvaccum assisted closure（VAC®：KCI社）による陰圧管理を行うことも考慮する。VACフォームの交換も同様に48～72時間ごとに行うが，交換のたびに創縁の筋膜を少しでも閉鎖することで閉腹困難を避けることができる。

腹壁が退縮して根治的閉腹術が困難となった場合は，両側の腹直筋鞘前葉を切開・反転して筋膜閉鎖を行う腹直筋鞘前葉反転閉腹法やボタンを利用して腹壁全創を寄せて閉腹するPrice変法，Wittmann patchによる閉腹法，一塊となった消化管の上に肉芽増生を促し，その後に植皮を行う方法などを試みる。

3 看護師の戦術

1) Vacuum packing closure

●使用する機器：
滅菌ドレープ（大きいものを最低2枚），柄付きガーゼ，ドレーン2本，吸引セット，メス，Y字管，持続吸引器

●注意点：
ドレープを張る際に隙間ができないような工夫が必要である。

文献

1) Hirshberg A, Mattox KL：Top Knife：The Art and Craft in Trauma Surgery. Tfm, Shrewsbury, 2005.
2) 横田順一朗：肝損傷とdamage control. 救急医学 26：659-665, 2002.
3) Mattox KL, McCollum WB, Jordan GL Jr, et al：Management of upper abdominal vascular trauma. Am J Surg 128：823-828, 1974.
4) Cattell RB, Braasch RW：A technique for the exposure of the third and fourth parts of the duodenum. Surg Gynecol Obstet 111：379-385, 1960.
5) 渡部広明：肝損傷に対するガーゼパッキング術；ダメージコントロールサージェリーとしてのperihepatic packing. 救急医学 35：315-321, 2011.
6) 渡部広明，水島靖明，松岡哲也：重症肝損傷におけるperihepatic packingの有用性；重症肝損傷例はperihepatic packingにより救命可能である. 日外傷会誌 26：40-46, 2012.
7) Kozar RA, Feliciano DV, Moore EE, et al：Western Trauma Association/critical decisions in trauma：Operative management of adult blunt hepatic trauma. J Trauma 71：1-5, 2011.
8) Feliciano DV, Mattox KL, Moore EE：Trauma. 6th ed. McGraw-Hill, New York, 2008.
9) Fraga GP, Zago TM, Pereira BM, et al：Use of Sengstaken-Blakemore intrahepatic balloon：An alternative for liver-penetrating injuries. World J Surg 36：2119-2124, 2012.
10) 渡部広明，山本博崇，中尾彰太，他：重症肝損傷に対する外科手術的治療戦略とその戦術. 日 Acute Care Surg会誌 1：47-52, 2011.
11) Jacobs LM：Advanced Trauma Operative Management. 2nd ed, Cine-Med Publishing, Woodbury, 2010.
12) Feliciano DV, Martin TD, Cruse PA, et al：Management of combined pancreatoduodenal injuries. Ann Surg 205：673-680, 1987.
13) Seamon MJ, Kim PK, Stawicki SP, et al：Pancreatic injury in damage control laparotomies: Is pancreatic resection safe during the initial laparotomy? Injury 40：61-65, 2009.
14) Koniaris LG, Mandal AK, Genuit T, et al：Two-stage trauma pancreaticoduodenectomy: Delay facilitates anastomotic reconstruction. J Gastrointest Surg 4：366-369, 2000.
15) Yamamoto H, Watanabe H, Mizushima Y, et al：Severe pancreatoduodenal injury. Acute Med Surg 12：163-166, 2015.
16) Park JJ, Del Pino A, Orsay CP, et al：Stoma complications：The Cook County Hospital experience. Dis Colon Rectum 42：1575-1580, 1999.
17) Boffard K：Manual of Definitive Surgical Trauma Care. Hodder Arnold, London, 2003.
18) 渡部広明，井戸口孝二，西内辰也，他：ダメージコントロール手術における一時的閉腹法としてのvacuum packing closure（VPC）法；VPC法は他の一時的閉腹法より優れているのか？ 日救急医会誌 21：835-842, 2010.
19) Fernandez L, Norwood S, Roettger R, et al：Temporary intravenous bag silo closure in severe abdominal trauma. J Trauma 40：258-260, 1996.

7章 胸部損傷

1 蘇生的開胸術（resuscitative thoracotomy；RT）

Point
- 蘇生的開胸術（RT）は，左前側方開胸で迅速に胸腔内へ到達する
- RTの目的は，大きく6つあり，主な目的は，心停止に至る前の出血のコントロールである
- RTの適応は，鈍的外傷の10分以内の病院前CPR，穿通性外傷の15分以内の病院前CPR，収縮期血圧60mmHg未満である

JATEC™におけるprimary surveyで行われる蘇生の一環として，迅速に開胸を行い，蘇生的止血を達成するために行う開胸術を，**蘇生的開胸術（resuscitative thoracotomy；RT）**と呼ぶ[1]。これは救急室で行うことが多く，救急室開胸術（emergency department thoracotomy；EDTまたはemergency room thoracotomy；ERT）と称されるが，同様に手術室でも行われることもあり，施行場所にかかわらず包括してRTと統一された[2]。

RTの目的は，①心タンポナーデの解除，②心損傷の止血，③胸腔内出血の止血，④空気塞栓の予防，⑤開胸心マッサージ，⑥胸部下行大動脈遮断である[3]が，大きく3つに大別される。①〜④は胸部外傷に対する治療手段，⑤は心停止時の蘇生，⑥は重篤な出血性ショックに対する治療戦術である。このなかでもRTの主な目的は，心停止を回避するための出血のコントロールである。心停止してからの蘇生に関しては，大きな期待ができない症例もある。

RTの対象となる病態・外傷は，非常に重篤な状態であり，RT施行症例の生存率は非常に低い[1)4)-6)]。しかし，RTを施行しなければ救命困難な症例は多数存在する。

RTの適応（表7-1，図7-1[7]）は，
① 鈍的外傷で10分以内の病院前CPR

② 穿通性外傷で15分以内の病院前CPR（頸部，四肢外傷では5分以上の病院前CPRでRT以外に救命の可能性がないと考えられるとき）

③ 生命徴候のあるCPR施行症例，または，収縮期血圧60mmHg未満

と，Western Trauma Associationから2011年に提示された[1)8)9)]。

1 RT手技

開胸にあたって，心停止または切迫した状態では，閉胸式心マッサージ（胸骨圧迫）の担当者は患者右側から胸骨圧迫を行う。左上肢を外転挙上させたうえで，看護師は体温低下および汚染防止のため，胸部背側に吸水パットを敷く。消毒は必須ではなく，逆に低体温に曝してしまう可能性がある。術者は滅菌手袋，手術衣を着用する。覆布の使用は必須ではない。

このような状況下で行う開胸法は，腹部と同様に迅速性を重視し，SSTTコースではcrash thoracotomyと呼び，左前側方アプローチで開胸する。皮切は，左第4肋間からが理想的であるが，確認をする時間がない場合は，乳頭直下の肋間を指標とする。女性の場合は，乳房下縁の肋間を指標とするとよい。メスで胸骨左縁から中腋窩線まで肋間に沿っ

表7-1 生命徴候からみたRTの適応

血圧もしくは脈拍が測定不能					
鈍的外傷			穿通性外傷		
SOL (−)	SOL (現場でのみ確認)	SOL (到着時に確認)	SOL (−)	SOL (現場でのみ確認)	SOL (到着時に確認)
RT (−)	RT (−)	RT (+)	RT (−)	RT (+)	RT (+)

SOL：signs of life（体動，瞳孔対光反射，眼球運動，自発呼吸，心電図上の電気活動＞40回/分）
RT：resuscitative thoracotomy

〔文献8）より引用・改変〕

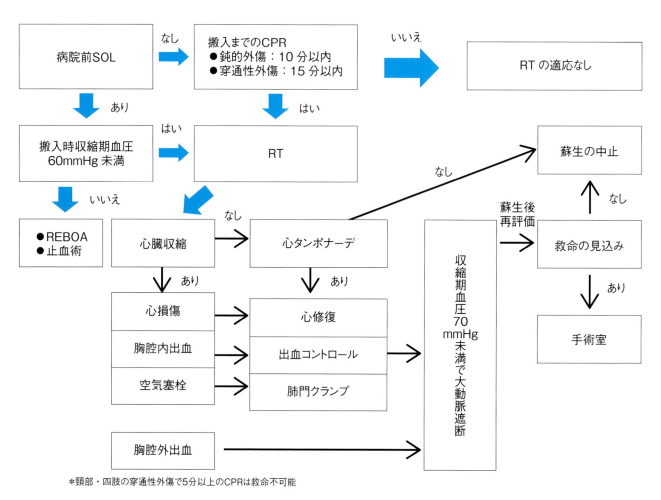

図7-1 RT適応のアルゴニズム

て，肋骨に到達する深さで一気に皮切を置く（図7-2）。止血の必要はない。続いて，肋骨上縁をクーパー剪刀で切開し，壁側胸膜を用手的に破り迅速に胸腔に入る。その部分から胸腔内に指を入れ，それをガイドに肺を損傷しないように，クーパー剪刀を用いて，肋骨上縁に沿って肋間筋および壁側胸膜を切離し，開胸を行う。この際，肋間動静脈，肋間神経の損傷を予防するため，肋骨下縁での切開は行ってはならない。正しく第4肋間の開胸ができている場合，大胸筋を切離することはほとんどない。また，肋間筋を内側に切離する際に，胸骨左縁で左内胸動静脈を損傷することがあるので注意を要する。また，術野が狭く，開胸創を広げる場合には，後方に切開を広げ，広背筋を切離してもその部分からの出血が増えるのみで，術野は拡大されない。その場合には，胸骨側に切開を広げる。

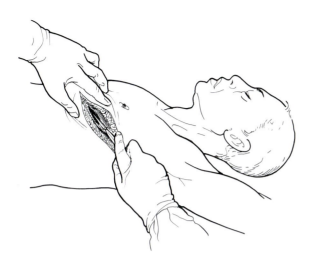

図7-2　前側方開胸

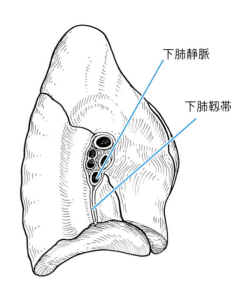

図7-3　下肺静脈周囲

開胸したら，直ちに開胸器を装着し，開創する。開胸器のハンドルは，今後，clamshell開胸に備え，背側にしておく。

腹腔内の検索の際と同様に，胸腔内へと到達したら最優先事項は一時的止血である。開胸後，胸腔内の血液を吸引しつつ，凝血塊を用手およびガーゼで迅速に除去しながら胸腔内を迅速に検索する。その際に，一時的に換気を停止させ，肺の拡張をコントロールする。それにより，胸腔内のスペースが確保され，出血源が確認しやすくなるとともに，肺損傷部も同定しやすくなる。肺の拡張をコントロールしている間に，下記操作を進めていく[3]。

胸腔内操作の手順としては，次の6つである。

(1) 下肺靱帯の切離と肺の授動
(2) 心膜切開，心損傷の確認と止血
(3) 肺門遮断
(4) 胸部下行大動脈遮断
(5) 胸壁出血に対する止血
(6) 心マッサージ

開胸時の患者の生理学的状況，損傷形態と開胸時の所見，止血の優先度に応じて，手順は適宜選択する。

1）下肺靱帯の切離と肺の授動

下肺靱帯は，肺門部と横隔膜を結ぶ膜様構造物である（図7-3）。肺の下葉内側に手を伸ばし，この下肺靱帯を牽引してクーパー剪刀で切離する（図

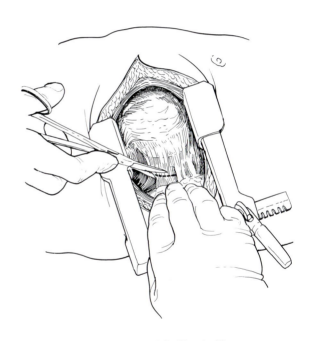

図7-4　下肺靱帯の切離

7-4）。これにより，肺門部へ到達でき，手掌に収めることが可能となり，肺門遮断やpulmonary hilar twistが行えるようになる。切離しすぎるとすぐ頭側には下肺静脈があり，損傷すると止血困難な大出血になることを忘れてはならない。下行大動脈遮断を行う場合，下肺靱帯を切離することにより，肺の下葉を腹側へと脱転することも可能となり，直視下に行えるようになるが，必須の手技ではない。

2）心膜切開（心嚢開窓），心損傷の確認と止血

大量の心嚢液貯留は視診と触診で確認できるが，

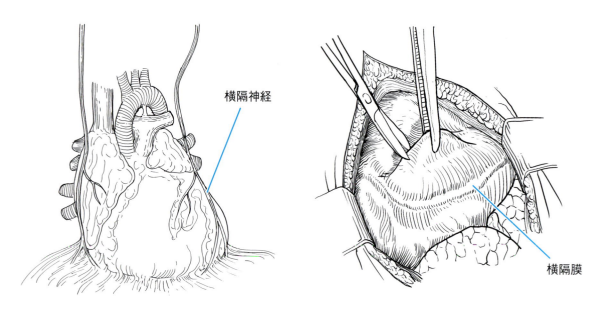

図7-5　横隔神経

大量でない場合には，視診と触診だけで判断することは難しい。少量の血液貯留でも心タンポナーデにはなり得るため，RTを行った際には，心膜切開は施行する。心嚢はすべりやすくまた張っているときには用手では把持しにくいため，困難であれば鑷子とコッヘルなどで，段階的に確実に心嚢のみを把持し（心臓自体も一緒に把持しないように注意），クーパー剪刀で迅速に切開する。その際，心外膜を縦走する横隔神経を損傷しないように，その腹側を縦方向に平行に切開する（図7-5）。心嚢を開放し，出血を認めれば，心損傷の可能性が高い。用手的に一時的止血を行い，その後，確実な止血法を検討する。心房損傷であれば，サテンスキー鉗子によるサイドクランプまたはアリス鉗子などでの把持による一時的止血が可能である。心室損傷の場合には，尿道バルーンやスキンステープラーによる一時的止血を行う。プレホスピタルでRTを行い，心タンポナーデを認めた場合は，最低限のタンポナーデ解除にとどめ，搬送に絶え得る状態にして搬送を優先する。根本的心縫合ができる体制を整えないままで心嚢を広く開放すると心損傷の出血をコントロールできなくなる可能性があることを念頭に置くべきである。右心系損傷の場合には，根治的止血のためにさらなる術野の確保が必要である。右前側方開胸を追加し，clamshell開胸にすると止血術が可能になる。詳細な心損傷に対する修復は本章「6．心損傷」に譲る。

3）肺門遮断

開胸操作後に大量血胸を認めた場合，胸腔内大血管または肺実質からの出血を考える。また，気管・気管支系の損傷の場合には，換気に同調してエアリークを確認することができる。肺門遮断の適応は，肺裂傷による大量出血，気管支断裂，肺気管支損傷による換気不全，肺静脈からの空気塞栓予防である。

施行前には，必ず下肺靱帯の切離が必要である（図7-4）。肺門遮断（図7-6）を行うには，左手で肺を背側に牽引しながら肺門部を腹側から確認する。直視下に確認できない場合には，肺門部を触診で確認し，用手的に肺門部を把持した後に，その指をガイドにサテンスキー鉗子を肺門部に挿入し，一塊に遮断する。サテンスキー鉗子の挿入が困難な場合には，無理をせず，用手的遮断を継続するか，pulmonary hilar twist法を施行する（図7-7）。Pulmonary hilar twistは，肺の肺尖部と肺底部を両手でしっかりとつかみ，肺門部を中心として肺全体を180°回転させることで肺門部の血流を一時的に遮断するものである[10)11)]。本手技は，手を離すと自然に元に戻るため，用手的に把持し続けるか，タオルなどで圧迫して戻らないような工夫をしないと，肺門遮断効果が低下する。

サテンスキー鉗子で遮断する場合には，肺静脈や気管軟骨の損傷に注意する。また，肺門遮断するときには，肺の含気が最小となるように換気を一時的

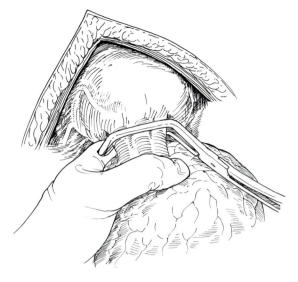

図7-6　肺門遮断

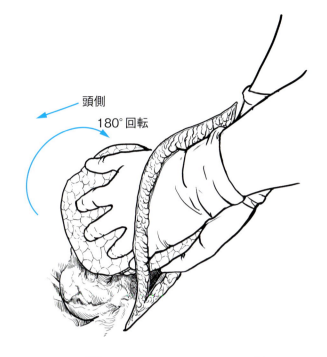

図7-7　Pulmonary hilar twist法

に止めてから行うと次に行う胸腔内操作や止血術が容易になることがある。執刀医は，必ず肺門遮断したことを麻酔科医・外回り看護師を含めたスタッフに告げ，記録係はその旨を遮断時間とともに記録する。また，肺門遮断後は，深刻な右心不全になるためショックの患者に対しては非常に負担の大きい手技でもある。肺門遮断そして肺全摘術になる場合に注意が必要である。

4）胸部下行大動脈遮断

　腹腔内大量出血や骨盤骨折による大量出血などを認める場合には，動脈血流をコントロールする目的で大動脈遮断を行う。適応は，①腹腔内大量出血，②骨盤骨折による大量出血，③出血部位にかかわらず冠血流と脳血流を確保する必要がある場合，である。要するに，大動脈遮断の目的は，胸腔内の出血のコントロールではなく，胸部以下の出血のコントロールと冠血流，脳血流の維持である。

　胸部下行大動脈遮断は，胸腔内の横隔膜頭側の下行大動脈を大動脈鉗子で遮断する（図7-6）。遮断許容時間は30分以内が目安であるため，この間に止血を完了しなければならない。執刀医は，必ず大動脈を遮断したことをスタッフに告げ時間を計測するよう指示し，記録係は大動脈遮断からの時間を計測し，15分経過ごとに執刀医にその旨を告げる。近年では，血圧に応じて遮断の調節性の効く，REBOA（resuscitative endovascular balloon occlusion of the aorta）に移行することもある。REBOAへ移行することにより早期閉胸が可能となる。

　胸腔内で胸壁の外側から背側に沿って椎体側に向けて進めていくと，椎体の前方もしくは側方に硬い管状索状物として触診できるものが胸部下行大動脈である。基本的には胸部下行大動脈を直視し，遮断するほうが確実である（図7-8）。しかし，直視困難な場合が多く，その際，触診のみが手がかりとなる。ショック状態に陥っている場合，大動脈の拍動が微弱で，大動脈壁の張力が減少し，虚脱するため，食道との鑑別が困難な場合がある。その際には，経鼻胃管を挿入しておくとそのガイドになる。また，若年者はより正中・縦隔側に位置し，露出・同定に苦慮する場合がある。

　遮断する際には，壁側胸膜ごと行うと不完全遮断や，経過とともに鉗子が逸脱する可能性があるため，壁側胸膜を一部鋭的に切開し，下行大動脈を剝離・露出したうえで，確実に遮断する（cross clamping）。その際に肋間動静脈を損傷しないように注意を要する。用手にて鈍的に大動脈周囲の壁側胸膜を強引に剝離しようとすると思わぬ肋間動静脈損傷をきたすため，大動脈から少し離れた壁側胸膜を鋭的に切開し，そこから剝離していくと容易に確

1 蘇生的開胸術（resuscitative thoracotomy；RT）

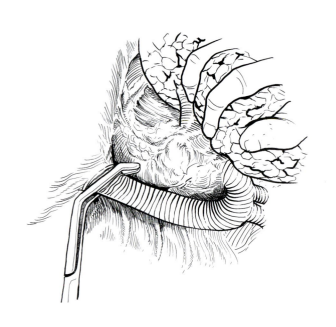
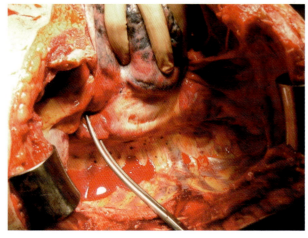
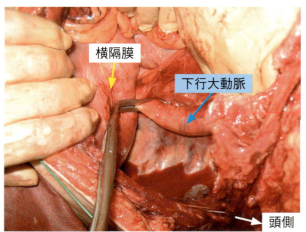

図7-8　胸部下行大動脈遮断

保できる．また，遮断する位置をできるだけ横隔膜のすぐ頭側に設定すれば，同時に施行する開胸心マッサージや肺門遮断などの手技の妨げにはなりにくい．横隔膜すぐ頭側の下行大動脈は，中枢側よりは胸腔側に突出しており，壁側胸膜ごと遮断しても逸脱することは少なく，例えば，プレホスピタルなど，限られたスペースで，より迅速性が求められる場合には有効である（図7-8）．なお，大動脈遮断は根本的止血ではない．救命のためには，迅速な根本的止血を行い，30分以内の遮断解除を目指すべきである．

下行大動脈遮断は迅速性と的確性が求められる．中途半端な遮断は侵襲を増加させるだけでなく，ショック状態を遷延させる．よって，遮断に難渋することが予測される場合には，用手的に椎体に押し付けることにより，ある程度の効果は得られる．まずは用手的に圧迫し確実な遮断効果を維持しつつ，環境を整えてから確実な下行大動脈遮断に移行すべきである．遮断したつもりが，不完全遮断になっていたということは決してあってはならない．プレホスピタルで施行された場合は，何度も確実に遮断されているかチェックすべきである．下行大動脈遮断が確実になされるかどうかは，出血性ショックに対する生命線である．

5）胸壁出血に対する止血

胸壁からの出血でRTの適応となる損傷は，肋間動静脈損傷である．まずは，用手的に一時的止血を行い，その後，明らかな出血部位が同定できたら結紮止血を行う．しかし，ほとんどの症例で損傷血管は奥に入り込み，同定困難なことが多い．その際には，出血している部分の前後で肋骨にくくりつける形での結紮止血を行う．止血できない場合は一重だけではなく，二重，三重で結紮止血を行う．また，肋間が狭く，肋骨に結紮糸を通すことが困難な場合には肋骨に平行に針を通し，Z縫合もしくは水平マットレス縫合を行い止血するか（図7-9），サージクリップも有用である．これらの止血法が不十分

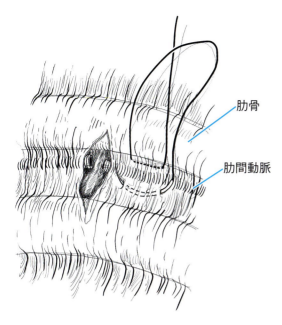

図7-9 肋間動脈損傷に対する縫合止血

な場合には，TAEを追加する。開胸器をはずした後には必ず開胸創から出血していないか確認する。

6) 心マッサージ

心停止であれば開胸後迅速に開胸式心マッサージを開始する。心マッサージを始めるにあたり，原則的には心膜は切開し，心臓を心嚢から完全に開放し，心嚢内の血液貯留の有無と心損傷部を確認する。

心マッサージには3つの方法がある。①片手全体で心臓を包み込みマッサージを行う方法（片手法），②両手で心臓を包み込みマッサージを行う方法（両手法），③片手で心臓を胸骨後面に押し上げながらマッサージする方法，の3つである（図7-10）。①の方法は，手指の圧迫により限局性の心筋損傷を起こす可能性があり，②または③が望ましい。原則的には②の方法を採用する。心膜切開を行わない場合は，③の方法を選択する。②の場合，片手を心臓の後面，もう一方の手を心臓の前面に挿入する。心マッサージは，100〜120回/分で行う。胸腔内操作中に心マッサージが疎かにならないようにしなければならない。

心室細動を認めた場合，除細動を行う。体内パドルを心臓の前後面に挿入し，体外式の1/10または0.5 J/kg程度のエネルギーで除細動を施行する（図7-11）。

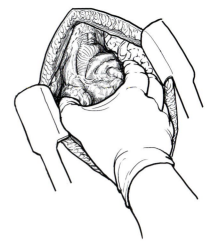

①右手全体で包み込む方法

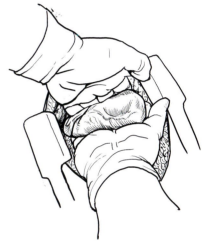

②両手でマッサージする方法

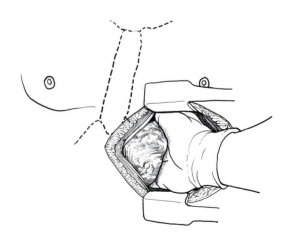

③右手で心臓を胸骨後面に押し上げてマッサージする方法

図7-10 心マッサージ

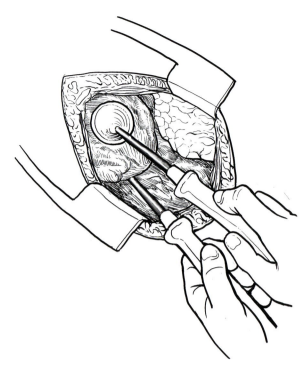

図7-11　体内パドルによる除細動

2　看護師の戦術

1）RT
●使用する機器：

メス，クーパー剪刀，開胸器，吸引，コッヘル鉗子，鑷子，大動脈鉗子，サテンスキー鉗子，血管テープ，除細動のための体内パドル，REBOAセットなど

●注意点：

大動脈遮断を行う場合，大動脈鉗子を使用する。肺門遮断にはサテンスキー鉗子が必要である。また，clamshell開胸を行う場合は，スターナムソーかそれに代わる剪刀を準備する。大動脈遮断と肺門遮断を行った際には，必ずその遮断時間を計測してチームへ伝える必要がある。このため，執刀医とのコミュニケーションは重要である。

RTのための機器セットを用意しておくほうが望ましい。

大動脈遮断後には引き続き開腹止血が必要となることが多いため，その用意を想定しておく。

2）胸壁の止血（肋間動脈損傷）
●使用する機器：

太い吸収糸（1号または2号），彎曲の強い大きな縫合針，持針器，サージクリップ

●注意点：

極力彎曲の強い大きな縫合針を用意すると縫合しやすい。

胸腔内操作は深いところで行うため，長い糸を用意するほうがよい。

2　Crash thoracotomy（緊急開胸）

> **Point**
> ・Crash thoracotomyでは，RTの適応のある外傷では必須である
> ・Crash thoracotomyのもっとも適した開胸法は，左前側方開胸である
> ・右大量血胸が疑われれば，clamshell開胸を考慮する

Crash thoracotomy（緊急開胸）は，蘇生的開胸術（RT）の適応のある病態では必須である。迅速に開胸し，胸腔内に到達する。緊急開胸にあたっては，どこから，どのようにアプローチするかの判断がきわめて重要である（図7-12）。患者の生理学的徴候と損傷形態から開胸法の選択をするが，それを誤ると侵襲を新たに加えるだけとなり，本来の目的を達成できないといった問題に直面するため，開胸法の選択は非常に重要である。

1　前側方開胸

循環動態が不安定で緊急開胸が必要な場合には，損傷側の第4肋間からの前側方開胸（図7-12）を選

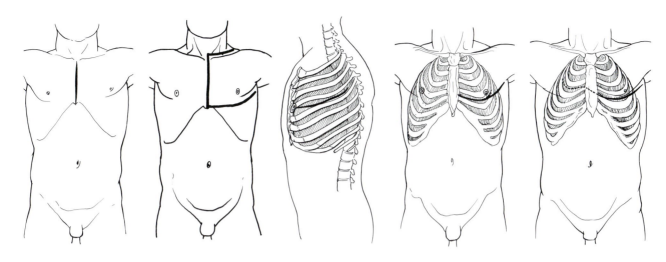

図7-12 開胸法

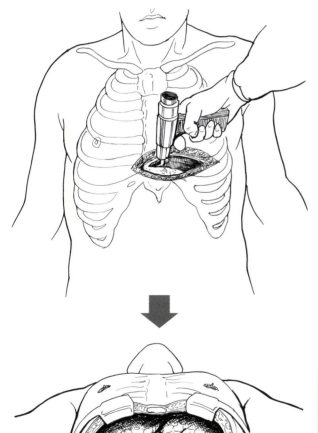

択するのがよい[11)12)]。Crash thoracotomyにもっとも適した開胸法は，前側方開胸法である。この開胸法は患者の体位変換を必要とせず，仰臥位のままで手術が可能であり，万が一，心停止に至った際にも胸骨圧迫が実施でき，蘇生処置にも対応できる。また，迅速に胸腔内へと到達でき，心停止に移行した場合は開胸心マッサージ術を行うことも可能である。さらに，対側の損傷が疑われる場合は，胸骨を横断さえすれば対側へも迅速にアプローチできる（clamshell開胸：図7-13）。よって循環動態が安定していない患者への開胸アプローチとしては第一選択と考える。だだし，後縦隔と上縦隔へのアプローチには不向きである[11)12)]。開胸法は7章「1．蘇生的開胸術」を参照。

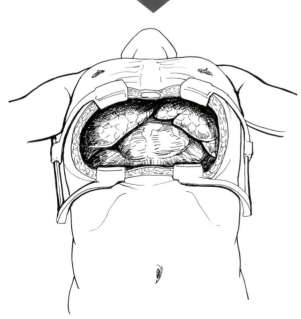

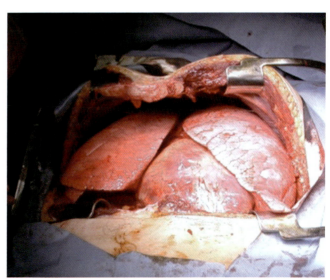

図7-13 Clamshell開胸

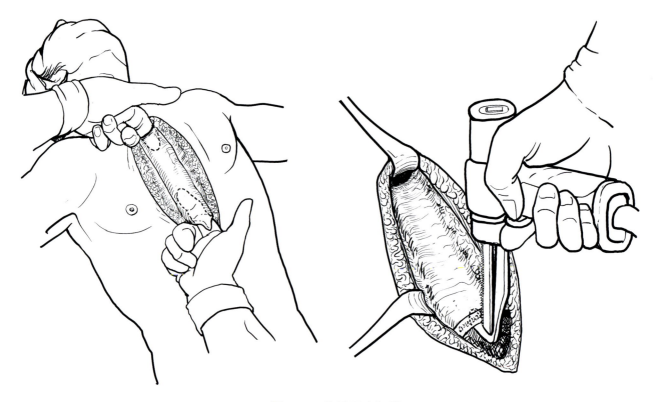

図7-14　胸骨正中切開

2　胸骨正中切開

　胸骨正中切開は，心臓手術などでなじみのある開胸法である．前方から胸骨を正中で縦切開し心臓の前方からアプローチするため，心臓と上縦隔の大血管へのアクセスが良好である．さらに，腹部や頸部，鎖骨下領域の損傷が疑われる場合には，皮切を頸部または腹部に延長することで良好な視野を確保することができる．しかし，出血性ショック時などで，出血源に到達するには，胸骨切開用のスターナムソーの準備も含めて，迅速性にかける点，後縦隔へのアプローチが不向きなどの欠点がある．

　胸骨上縁より約2cmの胸骨切痕部から剣状突起下約3～4cmまで皮切を行い，剣状突起下部から下肢側にかけて白線を切開し，腹膜前脂肪層を露出し，そこから頭側に胸骨後面に入り，指の根本まで入るまで頭側に剥離しておく．剣状突起は正中切開するか切離すると胸骨後面の剥離が容易になり，さらに頭側まで剥離できる（図7-14）．

　胸骨切痕部も皮下組織を切開後に胸骨骨膜まで達し，胸骨後面に鈍的に入る．そのうえで，胸骨下縁から上縁にかけてスターナムソーで胸骨を一気に切離する．胸骨の切離の際には，麻酔科に人工呼吸を止めてもらい十分脱気した状態で開始する．スターナムソーののこぎり先端のフックを心窩部から，胸骨をひっかけてやや引き上げるようにして骨切離を頭側に進め，胸骨角を越えてからやや下向きにし，胸骨切離面とスターナムソーの刃が垂直になるように切離を進めるとそこまでの力を要さず切離可能となる（図7-14）．胸骨切開後，切開縁からの出血は迅速に電気メスで止血し，切開面に対しては止血のため骨蠟を使用することもある．止血後，創縁ガーゼを胸骨切開面に当て，開胸器をかけ，ある程度心囊膜が張った段階で，心膜を把持し，小切開を入れる．心タンポナーデに対し心囊ドレナージがなされている場合には，頭側は心膜の折り返し部まで，尾側は横隔膜の手前まで心膜切開を広げ，さらに横隔神経の腹側まで左右に延長し逆T字型切開とする．その際に，横隔神経を損傷しないように注意する．心膜切開縁は，針糸をかけて左右の創縁ガーゼにかけ，視野が確実にとれるようにする．一方，術前に心タンポナーデが解除されていない場合には，vital signをみながら，心膜小切開部から血液の排出量をコントロールし，血圧を急激に上げすぎないようにする．一気に開放すると，急激に血圧が上昇し，と

くに左心系や大動脈損傷がある場合には，急激な圧上昇によりかえって損傷部が拡大する可能性があるため，注意が必要である。**しかし，心停止が切迫している状況では，一気に心囊を開放し，出血部位をすばやく同定して一時的止血を行う。**

3 後側方開胸

後縦隔に位置する胸部下行大動脈や食道損傷，肺裂傷などで状態の安定している場合には，後側方開胸を選択することがある。肺門部や後縦隔へのアクセスは良好であるが，開胸にあたり患者の体位変換（側臥位や半側臥位など）やその保持のためにかなりの時間と労力が必要である。さらに，突然の心停止の場合，胸骨圧迫などの蘇生行為に支障があり，腹腔内損傷がある場合も迅速な開腹が困難で，多発外傷患者には不向きである。

患者の体位は完全側臥位とする。開胸側の腕は患者に対して直角に出した手台の上に置き，反対側の腕は枕やMayo台で支える。術創の障害にならないように腹側，背側を，陰圧固定具などで固定する。皮切は乳頭のすぐ下から始め，背側に向かって肩甲骨の先端数cm下まで延長し，さらに肩甲骨と脊椎の間を頭側に向かって切り上げる。皮下組織を切開後に，聴診三角部を同定し，それを指標にして広背筋と前鋸筋および僧帽筋を切開する。これらの筋肉を切開すると肩甲骨を牽引して切開線から引き離すことができる。どの肋間から入るかは，損傷部によって選択する。選択した肋間の肋骨上縁に沿って肋間筋を切離し胸腔に入り，開胸器をかけてゆっくりと開いていく。以上から，前述したように後側方開胸は，準備と開胸法に非常に手間と労力を要し，循環動態が不安定な患者や多発外傷患者には不向きである。

4 Clamshell開胸

Clamshell開胸（図7-13）では両側の胸腔と縦隔をほば完全に露出することが可能である。一般に，clamshell開胸の適応は，両側胸腔への処置が必要な場合，または片側開胸では十分な術野が確保できない場合である。具体的には，①左前側方開胸に引き続き，十分な心臓の露出が必要な場合（とりわけ右心系の損傷時），②左前側方開胸後，右胸腔へのアクセスの必要時，または両側胸腔への多発穿通性損傷，③右前側方開胸に引き続く心マッサージおよび下行大動脈遮断のため，などが適応となる。本開胸法の問題点として，上縦隔の血管損傷への対応が不十分になることがあるが[10]，その際には，右開胸時に1肋間上で施行すると，上縦隔への血管損傷への対応がある程度可能になる（図7-10）。それでも視野が悪い場合には，胸骨正中切開を加える必要がある。

Clamshell開胸はしばしば開胸心マッサージに引き続き行われる。胸骨の横断切離は，スターナムソーもしくは肋骨剪刀などを用いて行う（図7-13）。この際に両側の内胸動静脈は切離されることが多い。循環停止時には出血はみられないが，心拍再開時に出血することから不要な出血を防ぐため迅速に止血しなければならない。線維脂肪組織が胸骨後面と前心膜周囲にみられるが，これらはクーパー剪刀で剥離する。開胸器は，横断した胸骨間に置き，開創して術野を展開する。上縦隔の血管損傷に対応するには，さらなる拡張を要し，その際には助手に頭側から用手的に引っ張ってもらい開胸を維持する。これにより心臓，両側胸腔内が十分に露出され手術操作が容易となる。以下，症例に応じて損傷部位の修復を行う。

5 閉胸操作

すべての手術が終了したら閉胸操作に移る。Damage control surgeryの適応症例であれば腹部外傷と同様に極力早期に，60～90分で手術を終了することが望ましい。そのため，閉胸法も迅速に実施されなければならない。心停止に対して開胸心マッサージを行う場合には自己心拍の再開が得られなければ閉胸はできない。また大動脈遮断が実施されている場合も同様に閉胸操作が困難となる。大動脈遮断時間には限界があるため早期に遮断を解除できるよう蘇生処置が必要である。早期の閉胸を優先する場合には，経皮的に大動脈遮断バルーン（REBOA）を挿入して大動脈鉗子の代替とすることを検討してもよい。大動脈鉗子が外れれば閉胸操作に入ること

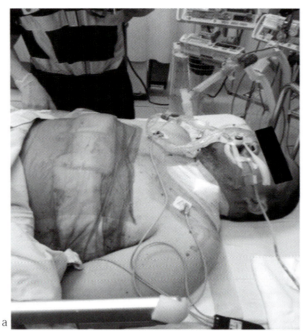
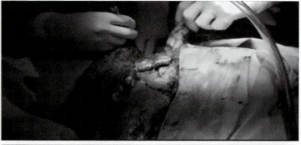
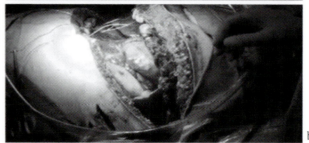

[文献19）より引用]

図7-15　一時的閉胸法
ダメージコントロール戦略にて救命し得た重症胸部外傷の1例

が可能である。

　Damage control surgeryの適応症例はすでに凝固障害をきたしていることが多く，胸壁の切開部からのoozingがみられる。明らかな活動性出血は確実に結紮止血することは必要であるが，止血困難なoozingに対して電気メスなどで対応しても止血が得られないばかりか時間を浪費してしまうだけになる。閉胸操作を行うことで止血されることも多く，活動性出血のみ止血を行い，早期に閉胸を行うことがoozing対策となる。可能であれば根治的閉胸術を行うが，時間を要するため，damage control surgeryの場合は一時的閉胸法も考慮される[13)-15)]。現在のところ一定の見解はないが，胸壁の止血と迅速性を兼ね備えた戦術を選択する。上述のように胸壁の止血効果を期待して肋間をよせる一層縫合（single en mass closure of the chest wall[14)]は一つの戦術である。また迅速性の観点からは皮膚のみの縫合やタオルクリップ法[16)]があるが，胸壁の止血効果は不十分である。胸腔内のoozingに対する胸腔内パッキングとvacuum packing closureの併用は，定型的閉胸術と比較して，気道内圧の上昇はむしろ低く，心肺機能への影響も少ないため，止血には有効との報告もある[17)18)]。一時的閉胸法は，迅速性と止血効果の観点から非常に有用である[19)]（図7-15）。

　さらに大量輸液や蘇生後の影響で心臓自体の肥大が著しく，閉胸操作で心臓を圧迫するような場合にも，Bogota bag closure[20)]やvacuum packing closureが有効である[17)20)]。いずれにしても，迅速で確実な止血が行えるよう状況に応じた適切な戦術を選択する必要がある。

6 看護師の戦術

1）緊急開胸術

●使用する機器：

　メス，クーパー剪刀，開胸器，吸引，電気メス，大動脈鉗子，サテンスキー鉗子，血管テープ，スターナムソー，肋骨剪刀，創縁ガーゼ，パッキングガーゼ，閉胸のための大きな縫合針，vacuum packinge closureに必要なガーゼ，ドレープ，ドレーンなど

●注意点：

　緊急開胸の場合，迅速性と的確性が求められる。執刀医と助手，看護師との綿密なコミュニケーションとともに必要物品のセット化などが必要である。

3 REBOA (resuscitative endovascular balloon occlusion of the aorta)

> **Point**
> ・REBOAの目的は胸部下行大動脈遮断と同じであるが，適応は異なる
> ・REBOA導入後，可及的速やかに確実な止血術を施行すべきである

　REBOA（resuscitative endovascular balloon occlusion of the aorta）は，蘇生的な大動脈バルーン遮断として，近年，海外で注目をあびている。以前は大動脈遮断までに時間を要し，血管損傷やカテーテル迷入などの合併症が多く，すぐには普及しなかった。侵襲は大きいが，迅速・確実に施行可能な開胸下胸部下行大動脈遮断（open aortic occlusion；open AO）が好まれ施行されてきた。しかし，REBOAは外科的手技の経験の乏しい医師にも施行可能なこと，低侵襲であること，カテーテルの改良などから，近年改めて普及してきた。外傷では主に腹部外傷や骨盤外傷[21]などの症例で多く有効例が報告され，非外傷症例でも，分娩時および産後大出血，腹部定期手術時の予期せぬ術中出血，腹部大動脈瘤破裂，ショックを伴う消化管出血などの症例で，一時的な出血制御と血圧の維持のために使用例が増加している[22)-26)]。

　REBOAの目的は，外傷においてはRTによる胸部下行大動脈遮断とほぼ同じである。しかし，適応に関しては，RTとは異なる（図7-16）。心停止が切迫している場合には，迅速にRTを行い，下行大動脈遮断を施行すべきである。数分でREBOAによる遮断が可能との報告も見受けられるが，迅速性・的確性の点では，open AOに勝るものではない。また，外科的修復を要する胸部外傷を合併している場合は，RTを施行すべきである。一貫していえることは，REBOAやopen AOは共にあくまで一時的な出血の制御と心停止予防のための冠血流と脳血流維持のためにあり，可及的速やかに確実な止血術を行い，大動脈遮断状態を解除する必要がある。REBOAの利点は，open AOと異なり，バルーンの拡張の微調整ができ，partial occlusion（部分的な大動脈遮断）が可能であるため，total occlusion time（全遮断時間）を短縮できる。また，open AOには，開胸によ

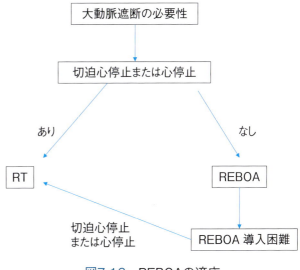

図7-16　REBOAの適応

りAIS 3以上に相当する侵襲と低体温，開胸に伴う出血や閉胸操作に時間を要するなどのデメリットがあるが，それがREBOAにはない。循環動態が不安定な胸腹部骨盤外傷の場合，胸部の止血術が完了した後，open AOから迅速にREBOAに移行し，閉胸する使用法もある（converted REBOA）。そのほか，TAEまでの一時的な出血制御のために使用されることもある。また，REBOAは局所麻酔だけで導入できるため，出血性ショック症例の薬剤使用時挿管（drug assisted intubation）やプレホスピタルからの搬送時の一時的出血制御と血圧の維持などに使用されることもある。

1 REBOAの導入

　REBOAにおけるバルーンを留置する部位は，zone Ⅰ～Ⅲで分類されている。Zone Ⅰは左鎖骨下動脈分岐部～腹腔動脈，zone Ⅱはzone Ⅰとzone Ⅲの間，zone Ⅲは腎動脈～腹部大動脈分岐部とされ，腹部損傷においてはzone Ⅰ，骨盤外傷においては

zone Ⅲでの留置が有効である（図7-17）[27]。通常zone Ⅱに留置することはない。

　大腿動脈へのアクセスについては，超音波ガイド下に穿刺する方法が安全で確実ではあるが，プレホスピタルや緊急の場合には盲目的穿刺で行われることが多い。複数穿刺失敗の場合には，カットダウンで大腿動脈を確保する。時間を要する場合は，カテーテル留置に固執せずopen AOへの移行を考慮する（図7-16）。ガイドワイヤーを挿入する際には，大動脈内にあることをX線透視下で確認しながら留置することが安全であるため，最初から血管造影室に搬入し，透視下に行われることもある。超音波を使用して，腹部大動脈内を通過したガイドワイヤーやREBOAカテーテルを確認することも可能である。しかし，zone Ⅰへの留置の際には，超音波で胸部下行大動脈内のガイドワイヤーを確認できないことも多く，留置位置を決定することは容易ではない。いずれにしてもREBOA挿入時にはカテーテルの迷入を防止するための確認を行うことが望ましく，精通した医師が施行すべきである。

　REBOAを導入する際のアルゴリズムを提示する（図7-18）。Non-responder症例で，まずは大腿動脈にシースまたはREBOA用シースを留置する。胸部X線または透視にて大動脈損傷を示唆する所見がなく，FASTで腹腔内陽性であれば，zone Ⅰに留置し，緊急開腹手術を開始する。胸腔内陽性であれば，胸腔ドレーン挿入後，開胸手術を開始する。FAST陰性で，骨盤X線上，不安定型骨盤骨折があれば，zone Ⅲに留置し，骨盤後腹膜パッキングまたはTAEを施行する。不安定型骨盤骨折がなければ高位後腹膜出血を考慮し，zone Ⅰに留置して開腹手術または血管造影を施行する。

2 適応

　蘇生的大動脈遮断が必要な症例は，まさに心停止が切迫している状態であり，大動脈遮断が1分1秒でも遅れてはならない状況である。しかし，高齢者が増加してきている昨今，動脈硬化に伴い血管損傷や大動脈解離などの合併症が懸念され，確実に導入

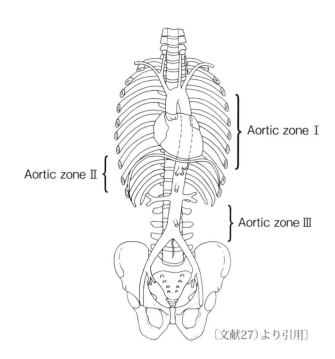

図7-17　バルーンを留置するzone分類

〔文献27）より引用〕

できないこともある。REBOA挿入に手間取り，心停止になったのでは何の意味もなさない。さらに，REBOAを外科医が到着するまでのつなぎ，またはCTを施行するための一時的な血圧維持といった本来の目的とは異なる方法で使用されることがあるが，適応としては推奨されない。REBOAは，あくまで，一時的な出血制御と冠血流・脳血流維持のための大動脈遮断であり，その後，速やかに確実な止血術がなされることが大前提である。遮断時間が長くなればなるほど，臓器虚血，虚血再灌流，凝固障害，アシドーシスが進行し，外傷死の三徴が完成し，死亡率が上昇する。REBOAを使用することで血圧の上昇がみられるが，緊急度が下がったと誤認し止血術までの時間を延長させてはならない。**REBOAは根本的止血術ではないという認識が必要である**。REBOAを使用する施設では，施行後，迅速・的確に止血術ができる体制を構築していることが条件で，それができないようであれば，それが可能な施設に早期に搬送すべきである。さらに，REBOAの確立に時間がかかることが予測される場合には，open AOへの迅速な移行や，REBOAおよびopen AO同時施行開始なども常に考慮しなければならない。

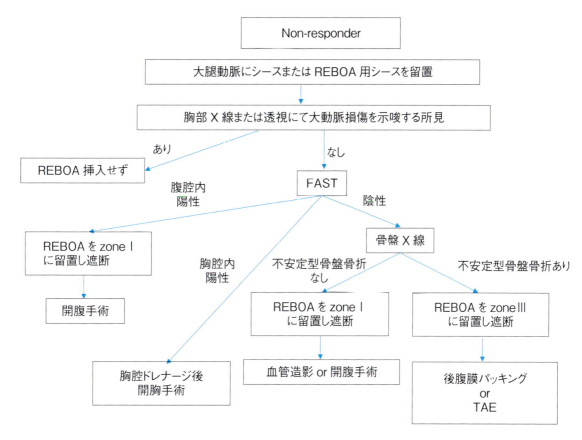

図7-18　REBOA導入のアルゴリズム

3 看護師の戦術

1）REBOA

●使用する機器：

大動脈遮断バルーンカテーテルキット，超音波診断装置，（RTの準備）

●注意点：

REBOAが導入できないことを考慮して，RTの準備も並行して用意しておくべきである。遮断バルーンの拡張時間の確認，拡張度合いなどの記録を残す。REBOAが導入されバルーン拡張が行われると血圧が上昇して循環が安定したかに誤認されることがある。決して止血されたわけではなく，引き続く止血術への準備スピードを落としてはならない。

◆コラム：RTかREBOAか？◆

2016年に行われたAAST（American Association for the Surgery of Trauma）主導の前向き研究では，AORTA（Aortic Occlusion for Resuscitation in Trauma and Acute Care Surgery）registryにおいて，open AOの多施設研究がなされ，それでは，前者と後者において死亡率に有意差は認めなかった[28]。本研究では，穿通性損傷では前者，鈍的損傷では後者が多く施行され，aortic occlusion開始からocclusion成功までの時間は，前者が7.2分，後者が6.6分と差は認めなかった。さらに，搬入から血行動態安定までは，35分と34分と差は認めなかったが，搬入から出血制御までは，80分と62分で，REBOA症例のほうが短かった。開胸に伴う出血に対する止血時間の差と考えられた。懸念されるREBOA施行時の合併症としての大動脈解離の報告はなく，そのほかの合併症や総輸血量に関しても差は認めなかった。施行者は，前者の約43％が外科レジデントやtraumaフェローに対し，後者は4.3％で，REBOA症例の約95％がtraumaまたは血管外科のattending physicianで，施行者に差は認めていた[28]。

以上のような報告があり，open AOとREBOAに関しては，現段階では，どちらが優れているのかなどは一定の見解は得られていないが，目的は同じでも，適応となる緊急度には違いがあり，同じ土俵で

比べられるものではない。REBOAは，誰でも簡単に行える手技ではなく，手技にはある一定の習熟度と経験が必要で，同時に止血術が行える環境で実施すべきである。

4 肺裂傷

> **Point**
> - 肺部分切除は自動縫合器を活用する
> - 刺創路は，tractotomyで止血を行う
> - 肺門部損傷には，肺全摘術も考慮する

肺裂傷で問題となるのは，出血とエアリークである。鈍的外傷による肺裂傷の多くは肋骨骨折に起因した損傷であるのに対して，穿通性外傷の際には，裂けた損傷に加えて，トンネル状の刺創路がみられることがある。肺裂傷で持続性の出血がみられる場合，まず行うべきは用手による一時的止血である。それでも出血のコントロールがつかない場合には，迅速に肺門遮断を行う。一時的止血が得られたら，縫合止血か，止血のための非解剖学的肺部分切除を行う。緊急開胸を要した症例では，約20〜30％において肺切除を要したとの報告がある[3]。

縫合止血の場合には，プレジェットを使用した4-0または3-0の吸収糸による結節縫合もしくは連続縫合による止血を施行する。肺部分切除には，自動縫合器を使用すると迅速に切除による止血を完了することができる（図7-19）。その際には，消化管で使用するステープラーよりも厚めのものを使用するとエアリークが少なくてよい。以上のような操作を行う場合には，換気を一時的に中断し，含気量を減らした状態で行う。それにより，処置後の空気漏出のリスクを最小限にできる。また，切除断端部から出血や空気の漏れがある場合には連続縫合を追加し，吸収性ポリグリコール酸（PGA）シート（ネオベール®）とフィブリン糊（ボルヒール®）による追加保護も行うと有効である。

穿通性損傷でトンネル状に生じた刺創路から持続性に出血が続いている場合には，損傷部は深部まで達している可能性もあり，直接出血点にアプローチできない。この場合には，正常肺組織を最大限温存しつつ，tractotomy（図7-20）を行う[29]。刺創路に沿って，自動縫合器の片方を挿入して，刺創路を切離開放することにより，損傷部への直接的な到達を可能にする。Tractotomyに自動縫合器を使用すると，切離部の縫合と止血を同時に行うことができ有用である。開放された刺創路内に出血部位がみられれば，3-0または4-0吸収糸で縫合止血を行うか，再度自動縫合器を使用し止血する。刺創路内が広く，止血が困難な場合には，損傷部全体を含めた部分切除も考慮する。

全肺葉にわたるような深部肺裂傷や肺門部損傷の場合には，迅速に肺を授動して，まず用手的に肺門部を把持して止血を得る。気管支裂創から大量のエアが噴出している場合，麻酔科医に依頼して損傷側の気道を閉塞するか，気管挿管チューブを対側の気管支へと挿入してもらう。一時的な止血やエアリークのコントロールのためには肺門遮断を行う。肺門

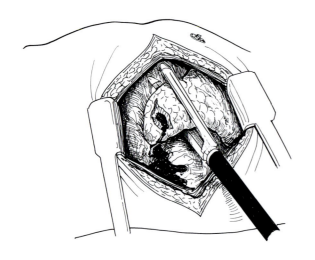

図7-19　肺部分切除

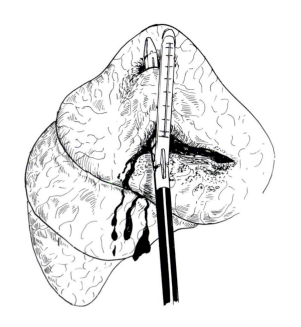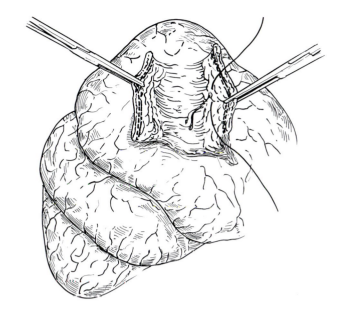

図7-20 Tractotomy

部の損傷が高度で修復が困難と判断した場合やdamage control surgeryでは，肺全摘術も考慮しなければならない。肺全摘除を行うには，自動縫合器を使用した肺門一括処理（simultaneous stapled pneumonectomy；SSP）は迅速に切除できる。肺門部の切離線は，想定外の出血に対応できるように極力肺側（末梢側）に設定する。またその際，自動縫合器を除去する前には，必ずアリス鉗子などで切離断端部の両端を把持し確保しておくことが重要である。肺全摘術を施行しないとならないような症例は，凝固障害が進行しており，切離後に断端部から出血を認めることが多く，さらに切離後に断端部が縦隔内に入り込み止血困難となることがある。そのため，断端部を確実に確保しておくことが必要である。ポリプロピレンによる連続縫合や吸収性ポリグリコール酸（PGA）シート（ネオベール®）とフィブリン糊（ボルヒール®）などを最大限使用し止血を行い，可能であれば，肋間筋，広背筋，心嚢膜，大網などで断端部の補強も確実に行う。凝固障害や生理学的状態によっては，damage control surgeryとして，サテンスキー鉗子による肺門遮断，もしくは切離機能のない縫合専用の自動縫合器（TA™ステープラーなど）で肺門部処理し，一時的閉胸を行い，生理学的徴候や外傷死の三徴が改善した段階でのplanned reoperationで肺門部を切除するといったstaged resectionも考慮する。

肺門部のより中枢側に損傷がある場合は，胸腔内からの肺門遮断は困難である。心嚢を開放し，心嚢内から肺動脈および肺静脈のコントロールを行うことは有用である。

ショック患者に対して肺全摘術を行うと，術後に右心不全や重篤な呼吸不全になるなどの続発症が発生し，死亡率はかなり高い。その際に，一時的にECMOによる機械的補助が必要になることもある。肺全摘術は，侵襲のかなり大きい，最後の手段であることを知っておかなければならない。

解剖学的肺葉切除は，damage control surgeryでは施行されることは多くはなく，非解剖学的肺切除術と比較し，死亡率が高いとの報告がある（77% vs 4%）[30]。しかし，非解剖学的肺切除やtractotomyを施行した後などに出血が持続する場合や，一つの葉に限局し，肺門部まで達するような深部肺裂傷の場合には施行されることもあるので，外傷外科医は，定型的肺葉切除術にも精通しておくべきである。その際の肺静脈，肺動脈，気管支の切除にはそれ専用のカートリッジを使用した自動縫合器を積極的に使用すると迅速に安全に切離可能である。この切除術を施行中に，生理学的徴候が破綻し凝固障害が進行する場合には，躊躇することなく肺門遮断による一時的出血のコントロールを行い，戦術の変更を行う。

1 看護師の戦術

1) 肺裂傷
●使用する機器：
自動縫合器，サテンスキー鉗子
●注意点：
肺裂傷からの大量出血などがあれば，一時的に肺門遮断で止血を行うこともある。この場合は，サテンスキー鉗子が必要となる。肺裂傷部は自動縫合器で非解剖学的に部分切除を行う。

2) Tractotomy
●用意が必要なもの：
自動縫合器，縫合糸（針付き吸収糸）
●注意点：
自動縫合器で刺創路を開放したのち，出血点を確認して縫合止血を行う。

5 気管・気管支損傷

> **Point**
> ・気道・呼吸を維持できない気道損傷はRTでの気道確保を考慮する
> ・気管・気管支損傷は，損傷部位によってアプローチ法が重要である
> ・気管損傷の修復には吸収糸を使用する
> ・呼吸維持にはECMOの導入も考慮する

気管・気管支は，大血管・食道・肺と隣接しており，下甲状腺動脈と気管支動脈より血流供給を受けており，気管・気管支の単独損傷はほとんどないことが特徴である。

穿通性損傷は頸部気管が多く，鈍的損傷は急速な剪断力によって気管分岐部の2.5cm以内に約75〜80％発生する[31)32)]。

臨床所見として，呼吸困難，血痰，咳嗽，皮下気腫，縦隔気腫，胸腔ドレーンからの大量のエアリークや肺の拡張障害，難治性無気肺などさまざまで非特異的であり，診断が遅れる場合もある。

気道からの空気の漏れにより酸素化が維持できない場合には，緊急処置が必要となる。出血性ショックばかりに目が行き，酸素化改善のための処置が遅れると，致命的となるため，注意が必要である。胸郭内の気管損傷の緊急処置としては，まずは損傷部を越えてより奥に気管チューブを挿入することである。損傷部を越えてバイパスすることで空気の漏れをある程度制御することが可能である。主気管支損傷では，健側気管支に気管チューブを進め，対応する。末梢側からの空気漏出は急性期には胸腔ドレナージで対処し，それでもドレーンからのエアリークが続き，肺の拡張が得られず，酸素化が改善しない場合には，手術を行う。

気道損傷は，29〜43％で気道緊急が発生し，末梢の気管損傷と比較して，喉頭気管損傷のほうがより気道緊急が高い[31)-33)]。気管挿管，外科的気道確保，気管裂傷部からの直接挿管などはすべて必要な手技ではあるが，気道確保の際に，部分的裂傷などを完全裂傷に拡大させないように，気管支鏡下に施行すべきである[32)33)]。気道損傷の位置，範囲，程度を確実に同定し，さらに周囲の食道や血管など合併損傷などがないか評価する。

術中の気道管理に関して，術前に外科医と麻酔医は十分に検討しなければならない。ほとんどのケースで，シングルルーメンチューブで管理することができ，ダブルルーメンチューブ（分離肺換気用チューブ）の使用は，挿入に伴う合併症のリスクで，その有用性が否定されつつある。

外科的修復は，できるだけmean airway pressureを低めに維持し，適切な酸素化と換気のもと行う。High-frequency ventilationでは，気道内圧の上昇がないため，使用されることもある[34)35)]。Extra corporeal membrane oxygenation（ECMO）は，酸

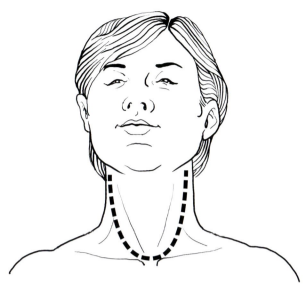

図7-21　Collar incision

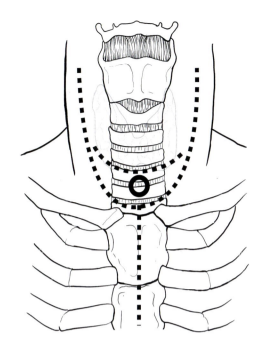

図7-22　Low cervical collar incision extend T incision

素化維持のためhigh peepが必要で，重症肺裂傷，大血管損傷または心損傷を合併した胸腔内気管支損傷，複雑な気管分岐部損傷などを認める場合には積極的に施行する[36]。

1 外科的治療

1）蘇生的手術

　胸腔ドレーンからのエアリークが大量かつ持続性である場合，大きな気道損傷を考慮しなければならない。呼吸が維持できない場合は，RTの適応となる。RTを行い気管の全層性損傷を認めた場合は，気管チューブを損傷部より末梢へ進め，損傷気管の修復を行う。左気管支の損傷がみられれば，健側気管支へ気管チューブを押し込み片肺換気とし，左気管支の修復を試みる。この際に，気管支離断の場合は，損傷気管支末梢への術野挿管を行い換気できる状態とする。呼吸状態が維持できない場合は，ECMOの導入も考慮する。まずは，呼吸を維持できるための蘇生的手術を目標とする。

2）根治的手術

　気管・気管支損傷の治療は，外科的修復術がメインではあるが，ステント留置術やNOMが限定的に選択される場合もある[36)-40)]。小さく（2cm以下），非貫壁性の損傷では保存的治療がなされる[41)42)]。ほとんどの気管・気管支損傷で，一期的修復が可能で

あるため，ほかの代替法を選択するには，十分な検討と根拠が必要である。

　損傷部およびその周囲の気管を確実に露出できるかどうかは，気道損傷の解剖学的位置の把握と開胸法による。まずは，気管支鏡によって損傷部の位置と範囲を正確に同定する。気管の近位1/2は，collar incisionで露出可能である（図7-21）。時折，胸骨角のレベルまで胸骨柄を離断することが必要であり，それにより，気管中央部（気管近位1/2〜2/3）の視野がよくなり，大血管のコントロールも可能となる（low cervical collar incision extend T incision：図7-22）。しかし，その前面には左腕頭静脈と腕頭動脈が横切っているため注意が必要である。心損傷を合併していないかぎり，完全な胸骨正中切開の必要はない。

　気管の遠位2/3〜分岐部，右主気管支，左主気管支近位部は，右後側方開胸でアプローチする。縦隔側壁側胸膜を幅広く開放し，奇静脈を二重結紮して切離すると，気管の遠位2/3〜分岐部を露出できる。もし，食道損傷がないことが確認されているなら，食道ブジーや太い胃管を留置すると，気管と食道の間を分離するのに役立つ。左主気管支遠位部へのベストアプローチは，左後側方開胸である。もし，その損傷がより近位側に拡大しているなら，大動脈弓部を剝離し，授動すると露出が容易になる。

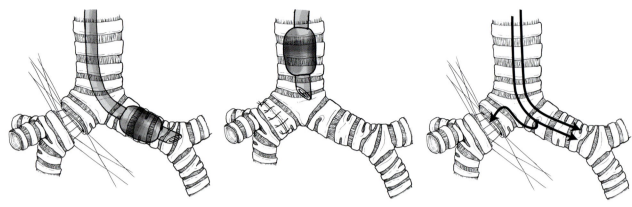

図7-23 気管裂傷の修復

　気管裂傷は，吸収糸による結節縫合で，結紮部が外側になるように修復する。もし，その損傷がより重篤で，ほぼ離断か完全に離断しているときには，正常組織までのデブリドマンが必要になり，その後に結節縫合で修復する。全周性損傷を認める場合には，縫合ラインが虚血とならない程度にデブリドマンし，端々吻合を行う。遠位気管支が末梢側に埋没していることがあり，その際には支持糸をかけて牽引し損傷部を評価して必要であればデブリドマンを行い修復する。経口気管チューブが修復時の障害となる場合には，術野側から気管チューブを挿入し，縫合後に再度経口気管チューブに戻し結紮し修復する方法もある。気管の修復で，広範囲の切除が必要になることはめったにない。もし広範囲の切除が必要になるなら，気管前面の無血管野を鈍的に剥離し，気管を授動することによって十分な長さが確保でき，端々吻合が可能となる。喉頭分離のような方法はほとんど必要としない。どの方法でも，粘膜と粘膜の位置を確実に合わせ，緊密かつ張力のかからないような縫合修復が必要である（図7-23）。縫合の際には，気管チューブのバルーンの解除や一時的に換気を停止させるなどの工夫を行う。血管や食道に合併損傷がある場合には，術後の瘻孔形成の予防のため，血流のある筋肉をflapとして，縫合ラインを補強する（図7-24）。

　術後は，複雑な修復または人工呼吸が別の理由で必要である場合を除いて，早期抜管を目指す。もし，術後人工呼吸が必要なら，気管支鏡でみながら，バルーンのカフ部を修復部よりも末梢側に進めておく。積極的に吸痰を行い，誤嚥には注意する。気道内圧は低く保つ。術後7～10日で，気管支鏡検

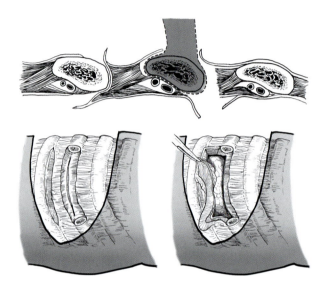

図7-24　肋間筋flap

査を施行し，早期狭窄などないか修復部の評価を行う。

2 看護師の戦術

1）気管気管支損傷
●使用する機器：
　RTの用意，術野挿管用気管チューブ，気管縫合用吸収糸，ECMOの用意
●注意点：
　術中に気道損傷が確認されれば，気道の縫合修復が必要となる。術野を確保するためにはclamshell開胸なども考慮されるため，その用意もしておくほうがよい。呼吸が維持できない場合は，ECMOの導入が必要となる。また術野挿管を行うと，2つ目の呼吸器が必要となり，MEとの連絡が必要となる。

6 心損傷

> **Point**
> ・緊急度が高ければ，左前側方開胸でアプローチする
> ・損傷心の修復には豊富な戦術の引き出しが必要である
> ・迅速な心縫合にはチームの連携が重要である

心損傷は胸部外傷の約5％といわれている。診断は困難な場合も多いが，心タンポナーデを起こしている症例ではその可能性は高い。心膜損傷を同時に合併している症例では，血胸や縦隔血腫となり，心タンポナーデをきたさないこともある。心タンポナーデでは，従来Beckの三徴が教科書に記載されてきたが，この三徴がそろっているものは少ない。心タンポナーデは生理学的徴候と身体所見，FASTで診断される（図7-25）。心囊液が貯留し，拡張障害による還流障害と1回心拍出量が制限されることによりショックをきたしている場合には心タンポナーデと診断できる。心タンポナーデの蘇生としては，心囊穿刺か心囊開窓術が施行されるが，心囊内は血液がcoagula状になっていることが多く，穿刺だけでは少量しかひけないこともあり，タンポナーデの解除は完全にできないことが多い。また，外傷性心タンポナーデの解除に引き続き心損傷の修復が必要となることが多いことから，心囊穿刺よりも最初から剣状突起下心囊開窓術もしくは開胸術を選択してもよい。

全層性の心損傷症例では原則的に外科的修復が必要である。心損傷時のアプローチ法としては緊急度が高ければ左前側方開胸（図7-2）を，損傷が心臓に限局し，そのほかの損傷の可能性がなく，生理学的に許容されれば胸骨正中切開（図7-14）を行う。心損傷部を同定したら，まず損傷部を指で押さえて一時的止血を得る。これが最初のステップである。一時的止血が得られなければ，患者は救命できない。右側の損傷が中心であれば，左前側方開胸では十分アプローチできない。この場合には，胸骨を横断してclamshell開胸（図7-13）とする。一時的止血が得られたならば，止血の方法を検討する。

1 心房損傷

心房の損傷であれば，サテンスキー鉗子で大きく把持する方法と，用手圧迫止血している手指を少しずつずらしながら，バブコック鉗子やアリス鉗子で損傷部を把持して一時的止血する方法もある。これらの方法で一時的止血が得られれば，4-0非吸収性モノフィラメント糸（ポリプロピレン糸など）による縫合で確実な止血を行う（図7-26）。心房損傷では，プレジェットによる補強は不要であることが多い。

2 心室損傷

心室の損傷は，同様にまずは用手による一時的止血を行うが，その後の止血は，心房の損傷と異なり，サテンスキー鉗子などでの把持による止血は困難である。むしろ損傷を広げてしまう可能性がある。尿道バルーンカテーテルやスキンステープラー，用手圧迫により一時的止血を行いつつ，確実に縫合止血するしかない（図7-27，28）。大きな損

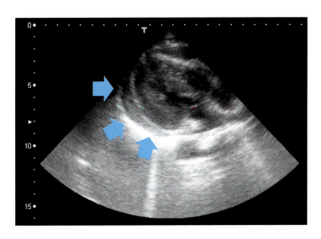

図7-25　心タンポナーデの超音波像

傷の場合には，気管チューブを挿入し，カフをinflateすると一時的止血されることもある[43]。縫合は3-0非吸収性モノフィラメント糸（ポリプロピレンなど）にて縫合閉鎖する（図7-29）。動いている心臓の縫合は決して容易ではない。針糸のみでの縫合では，心筋の挫滅があるとカッティングを起こしてうまく止血・修復されないことがあり，損傷部をかえって大きくしてしまう可能性がある。この場合，縫合部を補強するためにプレジェットを使用するとよい。心筋の縫合は全層縫合である必要はないが，両端針で，比較的彎曲の強い大きな針で，垂直に，極力深く刺入する。両端針であれば，両針とも順手で水平マットレス縫合が可能である。また，プレジェットの糸間の長さと縫合の間隔の距離も意識して縫合する。つまり，前者のほうが長すぎるとプレジェットの重なり部分ができ，面で損傷部をきれいに押さえることが困難となる。よって両方の距離を同じにするか，やや前者を短くとるように意識して縫合しなければならない。また，器械出し看護師とプレジェットの大きさやプレジェット縫合の手順をあらかじめ確認しておくと実際に施行するときにスムーズにいく。刺入した縫合針を把持する際に手間取らないよう，第一助手に持針器で針先を把持してもらうと確実である（図7-30）。サテンスキー鉗子などで，損傷部周囲を軽く押さえ，動いている心臓に対してスタビライザーの代わりにすると縫合が容易になることもある。

心室後壁損傷の場合には，修復のためには心臓の脱転を要する。脱転により静脈還流が障害され，容易にショック，徐脈になるため，脱転は短時間にとどめ，修復もそのなかで段階的に行っていくことが重要である。側壁損傷の場合も同様に左右に脱転することもあり，心臓後側にガーゼを敷いて修復しやすいように調節することなども必要になることがある。

冠動脈に近接して心損傷がある場合，冠動脈を損傷もしくは狭窄しないように，その下を深く刺通し，プレジェットつきポリプロピレン糸による水平

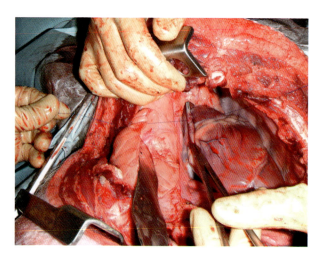

図7-26　心房損傷の縫合止血

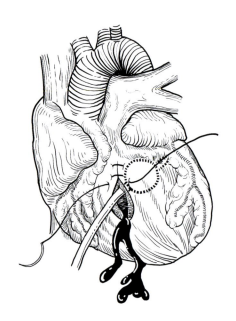
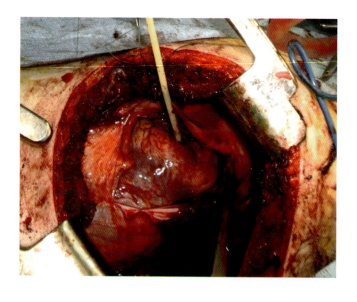

図7-27　バルーンによる一時的止血

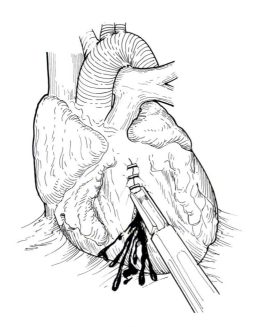

図7-28　ステープラーによる止血

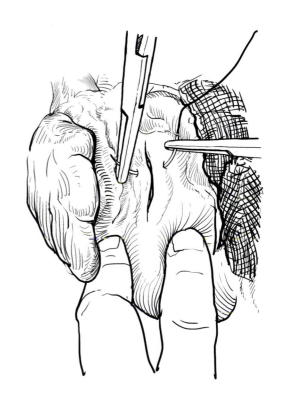

図7-30　心縫合における持針器でのアシスト

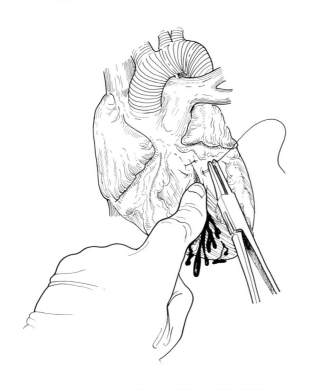

図7-29　心室単純性裂傷の縫合閉鎖

る。蘇生成功後に、離断血管を吻合、シャント、結紮止血かを検討する。このような症例では、離断血管の結紮を考慮しなければならないことが多く、その場合、冠動脈支配領域の虚血は避けられない。

損傷が高度で複雑な心損傷では、出血が多く損傷部を修復することはもちろん一時的止血することもきわめて難しい。一時的止血には、やはり用手圧迫が基本であるが、片手では困難な場合が多い。助手の手も借りつつ、まずは一時的止血に全力を傾ける。一時的止血したうえで、損傷形態を見定め、全身状態とそのほかに頭部外傷や胸腹部外傷などないか把握する。修復のためには、一時的止血を施行している手指の代替が必要である。一つの方法として、用手圧迫しつつ、損傷部に平行に両サイドに2-0ポリプロピレン系などで針を大きくかける。それを支持糸とし、その支持糸を、損傷部を閉じるようにクロスさせ、出血を制御しつつ、スキンステープラーをかけて、損傷部をできるだけ縮小化させていき、最後にプレジェットつきポリプロピレン系にて確実に修復するといったstaged strategyが必要である。前述したスキンステープラーと支持糸を最大限利用し、多少の出血は容認しつつ、段階的に損傷部を縮小化させていくこの方法は有効である。しか

マットレス縫合にて修復する（図7-31）。その際、注意すべきは、結紮である。心筋虚血が起こらないかつ止血できる程度に慎重に結紮する必要がある。

冠動脈損傷では、比較的近位側が離断している場合には、多くの症例が心停止をきたしている。このような症例に血管縫合は高い技術力と時間を要する。迅速に損傷部をブルドック鉗子などで一時的止血を行い、蘇生処置を行うことを優先すべきであ

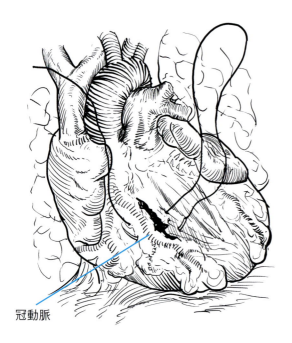

図7-31　冠動脈近傍損傷に対する水平マットレス縫合修復

冠動脈

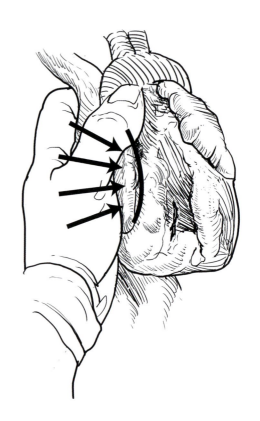

図7-32　Inflow occlusion

し，術者，助手，器械出し看護師との綿密な連携と物品の準備が必要である。

　一時的に心拍動を弱らせ，出血量を減らしつつ修復する方法もある。右心房を用手的に手のひらで心臓側へと押し付けると血液が心臓に戻らず，右心房は空虚となり，心臓の拍動が微弱となる。長く行うと心停止となる。これをinflow occlusionという（図7-32）。心拍動が弱っているか停止し，出血量が減っている間に，一気に損傷部の縫合を行う。実際は，まずは，何とかして損傷部を助手の手も使い用手的に一時的止血する。そのうえで，上大静脈と下大静脈をテーピングし，ターニケットを装着する。損傷部を確認し，縫合のための，彎曲の強く大きな針のポリプロピレン糸と適切な大きさのプレジェットを準備する。また，心室細動になることもあり，除細動のための体内パドルと蘇生薬剤と輸血・輸液の準備をさらに行う。これらを準備したうえで，ターニケットを締め，total inflow occlusionを行い，一気に縫合する。残された時間は約30秒といわれ，その時間内であれば，心停止せずに済むことが多い。修復後ターニケットを緩める。この方法は，縫合に手間取り，30秒以上要した場合には，心室細動や心静止状態となり，心拍の再開に難渋する。最後に残された究極の戦術であることを十分理解したうえで実施する。

　重要なことは，術者，助手，器械出し看護師が連携し，一時的止血している間に，いかに準備し，限られた時間内で一気にかつ確実に修復できる環境を作れるかである。

3　看護師の戦術

1）　心房裂傷
●使用する機器：

サテンスキー鉗子，血管用縫合糸（ポリプロピレン系など），血管縫合持針器，ドゥベーキー鑷子

●注意点：

心房損傷はサイドクランプが可能であればサテンスキー鉗子が必要となる。

2）　心室損傷
●使用する機器：

血管用縫合糸（ポリプロピレン系など），プレジェット，尿道バルーンカテーテル，気管チューブ，注射器（蒸留水），スキンステープラー，血管縫合持針器，ドゥベーキー鑷子

●注意点：

心室損傷の一時的止血に尿道バルーンカテーテルもしくは気管チューブを使用する場合がある。サイズは損傷の度合いによる。この際，バルーンは必ず蒸留水でふくらます（空気は使用してはならない）。

縫合はプレジェット付きの血管縫合糸を使用する。プレジェットの付け方は事前にチームで相談しておくとよい。スキンステープラーが使用できる場合もある。

7 胸部大血管の損傷

> **Point**
> - 胸部大血管損傷は，いかに迅速に一時的な出血のコントロールができるかがポイントである
> - 大血管の近位・遠位側コントロールを行い，ダメージコントロール手技としては，縫合止血，結紮，シャントが選択される
> - 著明なショック状態の場合には，左前側方開胸部からclamshell開胸または胸骨正中切開を行い，アプローチする

胸部大血管の損傷も致死的損傷の一つである。鈍的損傷の場合には，急速剪断力が働くような受傷機転で発生し，左鎖骨下動脈分岐周囲の胸部大動脈が好発部位である。病院に搬送されてきた場合には，比較的生理学的徴候が安定していることもあり，CTでの画像検索で診断されることが多い。一方，穿通性外傷では，上行大動脈が多く，胸腔，縦隔，心嚢への出血のため，循環動態が不安定なことが多い。銃創では下行大動脈が多く，そのほかの複合損傷を合併しており，循環動態はきわめて不安定である。

胸部大血管損傷は，いかに迅速に一時的止血ができるかがポイントである。大血管の近位側と遠位側コントロールを行い，状態によって，①縫合止血，②結紮，③シャント，④人工血管によるグラフト置換術があるが，damage control surgeryとしては，①〜③が選択される。

著明なショック状態の場合には，RTが施行され，左前側方開胸が選択される。左前側方開胸で胸腔内へ到達した場合，上縦隔や後縦隔からの出血源に対してはアプローチが困難である。上縦隔に出血源がある場合には，胸骨正中切開によるアプローチを追加すると良好な視野を確保できる。胸骨を両側に開き上縦隔に到達し得る。そのほかには，右開胸を追加し，clamshell開胸を施行する（図7-13）。その際，右開胸のラインは，左開胸ラインよりも1肋間もしくは2肋間上で開胸し，胸骨を斜めに切離し，左開胸部とつなげると，上縦隔へのアプローチが可能になるが，かなり大きく開けないと視野はとれず，開胸器だけでは，開放維持は困難であり，助手に頭側から用手的に引いてもらい大きな開胸状態を維持する。

1 上縦隔へのアプローチ法

上縦隔に巨大な血腫を確認したら大血管損傷の可能性が大きい（図7-33）。多くの場合，血腫で正常解剖がわかりにくくなっており，安易に血腫に触れると大出血を起こしかねない。鈍的外傷に伴う上縦隔血腫でもっとも多いのは腕頭動脈損傷である。上縦隔大血管からの出血部位が明確でない場合には，まずは，心嚢を開放し，上行大動脈起始部から頭側へとたどる。心嚢は解剖学的隔壁としての役割を果たしている。心嚢内に血腫がなければ上行大動脈から弓部，その分岐血管の走行をあらかじめ確認し，大動脈弓の前方を斜走している左腕頭静脈を同定する（図7-34）。この静脈が上縦隔の血管系，とくに腕頭動脈の前に立ちふさがっており，さらなる検索

のためには，これを結紮・切離する必要がある（図7-35）。しかし，上縦隔に血腫がある場合，その血腫のため左腕頭静脈をすばやく同定することは困難なことがある。盲目的に血腫に入っていくと出血し，同定困難となる。その場合，心囊内から上大静脈をテーピングし，それをガイドに頭側に追っていくと左腕頭静脈の合流部にたどりつき，同定可能となる。同定できたら確実に結紮・切離する（図7-35）。その際，刺通結紮を行って切離したほうがよい。また，左上肢からの急速輸液は中止する。その後，弓部とその分岐へと到達する。

２ 腕頭動脈損傷

鈍的損傷の場合，腕頭動脈の起始部からの引き抜き損傷が多い。この損傷はいわば大動脈の側壁損傷であるため，前述のように何も準備せずに血腫に入っていくのは危険である。まずは，大動脈に沿って頭側に剥離していき，腕頭動脈の起始部を迅速にみつけることである。その過程で，出血を認めれば，用手的に一時的に止血した後，大動脈ごとにサテンスキー鉗子でサイドクランプし一時的止血する。腕頭動脈起始部が同定できれば，その部分への局所遮断に移行する。近位部の確保ができたら，遠位部の確保に向かう。同じ創内からは困難であるため，右頸部に創を延長し，胸骨に付着する胸骨甲状筋，胸骨舌骨筋を切離することにより遠位部，つまり腕頭動脈から右総頸動脈，鎖骨下動脈分岐部の同定が可能となる。それらを確保後，腕頭動脈遠位部を遮断し，起始部から頭側に剥離していく（図7-35）。その際，この分岐部の前方に右迷走神経を確認できる。この右鎖骨下動脈との交差部で右迷走神経は右反回神経を分枝し，右反回神経は右鎖骨下動脈の下をくぐり後方へと反転して上行する。ここで右迷走神経を同定のうえ，テーピングし，見失わないようにする。近位側と遠位側の血管をそれぞれ

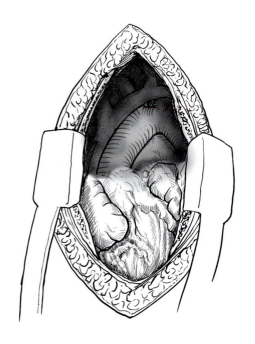

図7-33　上縦隔巨大血腫へのアプローチ

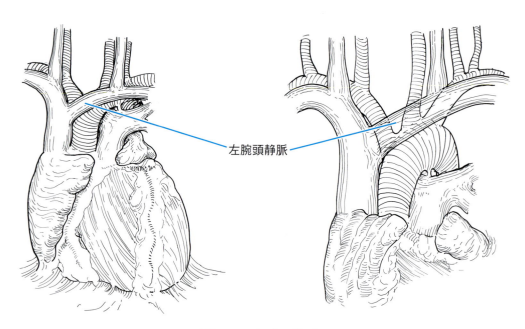

図7-34　左腕頭静脈

遮断後，脳血流の低下を伴うため，遮断時間を必ず計測する。その後，損傷部を確認し，部分的な損傷であれば縫合修復を行うが，鈍的損傷の場合には，外から見えるよりも内膜損傷はかなり大きいことが多い。よって，多くは，上行大動脈の腕頭動脈分岐部とははなれた部分でサイドクランプし，その部分と遠位側腕頭動脈もしくは総頸動脈，鎖骨下動脈との人工血管によるバイパス術が施行される（図7-36）。

腕頭動脈起始部は損傷を受けていることが多く，その部分を人工血管置換には使用できない。その部分はプレジェットつきポリプロピレン糸で確実に閉鎖する。一時的シャントも一つの方法ではある。しかし，それらの余裕がないくらい生命危機が切迫している状態であれば，結紮せざるを得ない。脳血流を遮断し脳梗塞という大きなリスクを背負うことになるが，止血ができずに救命できないと判断した場合は，結紮という方法でdamage control surgeryを行うことを躊躇してはならない。

3 胸部大動脈損傷

上行〜弓部大動脈損傷に対しては，前述と同様にアプローチし，創を左頸部まで延長し，舌骨下筋群を胸骨付着部周囲で切離する。左腕頭静脈結紮・切離は必須である。そのうえで，損傷部を確認する。前壁の損傷であれば，サイドクランプをかけ，プレジェットつきポリプロピレン系にて縫合閉鎖することも可能であるが，前述のように外側で見えるよりも内膜の損傷は大きいことが多く，縫合時には注意が必要である。単純な前壁損傷では人工心肺の補助なしで直接縫合による止血が可能なことがあるが，後壁損傷や広範な損傷，複雑な損傷を認める場合には，人工心肺を導入しないと修復は困難である。

下行大動脈損傷（左鎖骨下動脈分岐周囲）は，鈍的大動脈損傷の好発部位である。最近では，循環動態が安定している症例は，ステントグラフト内挿術が施行される。循環動態不安定な症例では，後側方開胸でのアプローチは困難であるため，左前側方開胸に引き続きclamshell開胸，または胸骨正中切開を行いアプローチする。修復もしくは人工血管置換術を施行する際，左前側方開胸のみでは術野的に障害がある。出血が続いている場合には，用手的に一

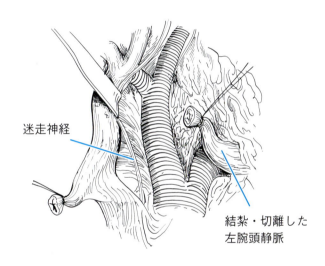

図7-35 左腕頭静脈と腕頭動脈

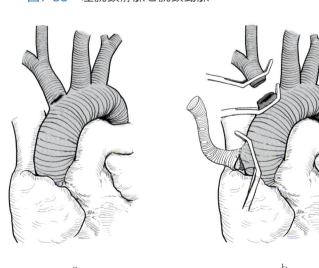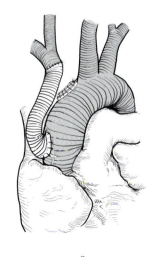

図7-36 腕頭動脈起始部損傷に対する人工血管置換術

時的止血を行いつつ，近位側および遠位側の遮断を行う．近位側遮断の場合，左迷走神経が，左鎖骨下動脈分岐部から下行大動脈の前面を下行し，大動脈後面に反回神経を分岐するため，あらかじめテーピングする．同部に血腫があると，これらの神経は非常にわかりにくくなっているため損傷しないように注意する．遮断を行う場合には，壁側胸膜を剥離して行う．近位側および遠位側の血管遮断後，損傷部位を確認する．微細な損傷であれば，サテンスキー鉗子でサイドクランプにしなおし，プレジェットつきポリプロピレン糸で縫合閉鎖する．前述したようにみかけより内膜損傷が大きいことに注意する．一般的には人工血管置換術が施行される．その際，左総頸動脈と鎖骨下動脈の間の大動脈と左鎖骨下動脈で遮断しなおし，人工血管置換を行う．損傷部が左鎖骨下動脈までかかっている場合には，分枝つき人工血管で大動脈置換および鎖骨下動脈吻合を行う．人工血管置換までに時間を要する場合には，ECMOを併用し，遠位部遮断より末梢の循環を確保する．しかし，循環動態が不安定な場合にこれを行うと途端にショック状態が悪化するため，循環動態が安定している症例に限る．ECMO使用により，下肢麻痺の発生率が減少するとの報告はない[25]．

4 鎖骨下動脈損傷

左鎖骨下動脈損傷は，胸骨正中切開を行い，大動脈弓部から左鎖骨下動脈分岐部の近位側遮断を施行し迅速に一時的止血を行う．右鎖骨下動脈損傷に対するアプローチも同様に腕頭動脈を迅速に同定し，近位側遮断を行う．その後，第3肋間前側方開胸と鎖骨上切開を追加し，trap door型開胸（図7-37）にすると，迅速に鎖骨下動脈の全貌が視野に入る．その際，内胸動静脈および甲状頸動脈の結紮・切離とその後の横隔神経の同定・保護と前斜角筋の切離を確実に行う（図7-38）．

遠位側の鎖骨下動脈（腋窩動脈）の確保は，鎖骨下切開を外側の大胸筋と三角筋の間に向けて行い，大胸筋を線維の方向に沿って鈍的に裂開し，その下の鎖骨胸筋筋膜を露出する．これを鋭的に切開し，小胸筋を下肢側外側に牽引すると，血管鞘が現れる．鋭的に剥離すると腋窩静脈が現れ，それを下方

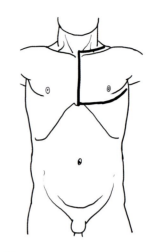

図7-37　Trap door型開胸

に授動すると腋窩動脈が確保できる．Damage control surgeryでは，鎖骨下動脈を結紮するか一時的シャントを行う．肩関節周囲の外傷がなければ，側副血行路が発達しているため，結紮により上肢が虚血に陥ることはないが，予防的筋膜切開は有用である．一時的止血により状態が安定していたら，微細な損傷であれば，縫合閉鎖する．一般的には人工血管置換が施行される．穿通性損傷で，ショック状態を呈している場合には，創内に尿道バルーンを挿入後膨らませて，牽引すると一時的に出血をコントロールできることもある．そのうえで，手術室に向かい，上記のようなアプローチで損傷部を確認し，止血する．

上縦隔の血腫が頸部まで及び，かつ，出血源が頸部にあると思われる場合には，皮切を頸部へと延長し頸部の血管を確認する（図7-39）．胸部で露出した血管，右側であれば腕頭動脈，左側であれば左総頸動脈，左鎖骨下動脈で近位側遮断を行い，頸部の血腫に向かい，出血部位を同定し，止血する．その際，遮断時間をモニターすることを忘れてはならない．

◆コラム：Trap door型開胸◆

この開胸法は，術後の激しい神経痛のため使用を控えるべきとの報告もあるが，damage control surgeryとしては，迅速に鎖骨下動脈にアプローチできる有用な方法である．また，鎖骨周囲に急激に血腫が増大するような損傷がある場合には，鎖骨を除去してアプローチする．胸骨正中切開にて大動脈

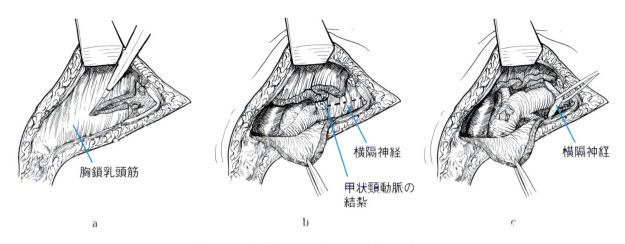

図7-38　左鎖骨下動脈へのアプローチ

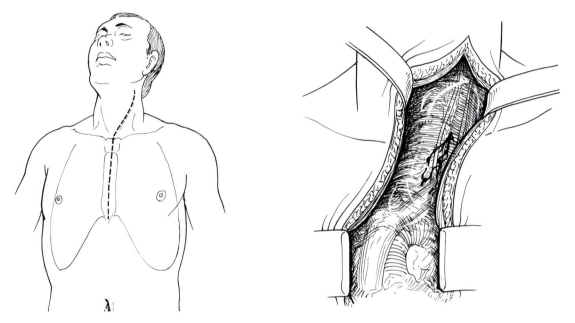

図7-39　頸部損傷に対する術野展開

弓部から鎖骨下動脈近位側遮断を行ったうえで，鎖骨直上で皮切し，肩鎖関節よりやや内側で鎖骨を骨剪刀で切離，そして，胸鎖関節を電気メスで切離し，鎖骨下筋を鎖骨から切り離すと鎖骨が除去できる。そのうえで，横隔神経を同定し，テーピングした後に前斜角筋を切離すると，鎖骨下動脈が完全に視認できる。

5 看護師の戦術

1) 胸部大血管損傷

●使用する機器：

血管セット，サテンスキー鉗子，プレジェット，血管縫合糸（ポリプロピレン糸），尿道バルーンカテーテル

●注意点：

上縦隔を中心とした大血管損傷の場合，外科的な止血が必要となることが多い。左腕頭静脈を切離したり大血管の処理ができる機器を用意する。左腕頭静脈の切離には刺通結紮が必要であるので針付き縫合糸を用意する。胸骨正中切開を行う場合は，スターナムソーが必要となる。

8 食道損傷

> **Point**
> - 食道損傷へのアプローチは，頸部は左側胸鎖乳突筋，近位胸部は右後側方開胸，遠位胸部は左後側方開胸で行う
> - 食道損傷の修復は2層結節縫合で行い，縦隔・胸腔内ドレナージを確実に行う
> - 損傷部の状態や全身状態が悪い場合には，太いチューブによる穿孔部の瘻孔化と損傷部周囲，縦隔，胸腔の広範囲のドレナージを行う

　食道損傷は，ほとんどが穿通性損傷から起こり，鈍的損傷はまれで（発生率＜0.1%），高い死亡率と罹患率を要する[44]。診断遅延は，合併症のリスクを増加させる。いったん診断がついたら，迅速で適切な包括的外科治療が必要である。

　頸部食道損傷は，皮下気腫，吐血などの症状，胸部食道損傷は，縦隔気腫，皮下気腫，血胸，食道周囲の気腫，損傷後24時間以内の説明のつかない発熱などの症状でみつかることがある。腹部食道損傷は，一般的に最初は無症候性で，その後，腹腔内遊離ガスや腹腔内出血で疑われる。

　診断は，穿通性損傷の場合，食道損傷を除外するためには頸部や縦隔を含めた貫通路の検索は必要であり，緊急開胸や開腹手術時にみつかることが多い。食道鏡や食道造影の感度はともに60%程度であり，両方行い，さらにCT検査を追加するとほぼ診断される。

　食道壁は，粘膜層と筋層からなり，漿膜を欠く。頸部食道は，主に左側に位置し，胸部に下降しながら右側に向かった後，腹部正中左側に向かい，横隔膜を貫通する。もっとも大きな屈曲は，E-C junctionで認められる。頸部食道や胸部上部食道は甲状腺動脈から，胸部中部食道は大動脈の分枝血管や気管支動脈から，胸部下部食道は左胃動脈から血流は主に供給される。このため不要な食道剝離を行うと食道虚血をきたすため，剝離操作は最小限にとどめるべきである。

　頸部食道へのアプローチは，左側胸鎖乳突筋の前縁に沿って皮切し，胸鎖乳突筋を外側へ牽引し，脊椎前面の層を鋭的に切開して到達する。この切開時に注意すべきは，食道気管間隙に位置する反回神経の損傷である。食道損傷を治療するにあたり重要なことは，粘膜損傷部を全範囲確認することである。筋層の欠損は，粘膜欠損よりも小さくみえる。粘膜損傷の両端が確認されるまで，筋層の切開を行い，粘膜欠損部を確実に露出する。

　食道損傷の修復は，2層でtension freeで行う。粘膜は吸収糸で結節縫合閉鎖し，筋層は吸収糸または非吸収糸で閉鎖する。

　胸部食道損傷は受傷から修復までの時間が手術治療にしばしば影響する。縦隔汚染の程度が，術中のマネジメントを決定するうえで重要な因子となる。胸部上部食道損傷の外科的アプローチは右後側方開胸で行う。奇静脈は切離し，肺は拡張制限する。縦隔側壁側胸膜を幅広く開放し，食道を露出，テーピングを行い視野展開する。気管や主気管支を損傷しないように注意する。血流のない汚染した縦隔側壁側胸膜や食道組織はデブリドマンする。修復後は，補強およびfistula予防のために肋間筋flapを使用する。組織としてはしっかりしており，容易に摘出可能である（図7-24）。広範囲の縦隔および胸腔内ドレナージは必須である。術後約1週間で透視を施行し，もしリークがなければ経口摂取を開始する。

　胸部中部・下部食道またはE-C junction部損傷へのアプローチは，第6，7肋間左後側方開胸，開腹，または胸腹部同時切開などがある。胸部中部・下部食道損傷へのベストアプローチは左後側方開胸である。幅広く縦隔切開を行い，食道を完全に露出する。E-C junctionの露出のための皮切の選択は，損傷部の位置や合併損傷によって変える。腹部損傷を合併している場合には，開腹のみで十分かもしれないが，胸腔内に合併損傷がある場合には，開胸術ま

たは胸腹部切開によってアプローチする。胸部中部・下部食道損傷の場合には，修復後は胃の噴門ラップ（タール氏パッチ，Nissen wrap）によって補強を加える。損傷の位置にかかわらず，筋肉または大網での補強を追加した一期的修復がもっともよい方法である。この場合，損傷部周囲，縦隔，胸腔，腹腔の適切なドレナージと食道内腔の減圧を確実に実施する。食道切除や切離後にdiversion（食道瘻）を行うといった方法は避け，食道の長さを十分に温存できるように全労力を注ぐ。食道損傷の状態や患者の全身状態によっては，定型的修復術は避け，太い多孔性ドレーンチューブを穿孔部から口側に向けて挿入し，チューブ挿入部からのリークをなくすように縫縮し，固定する。このような穿孔部の瘻孔化と損傷部周囲，縦隔，胸腔の広範囲のドレナージを組み合わせた方法は有用である[44]（図7-40）。

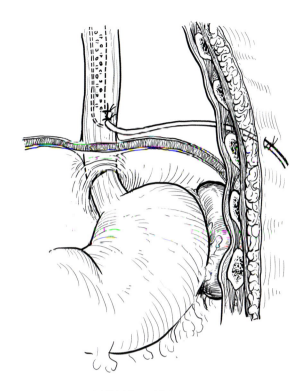

図7-40　食道損傷に対するドレナージ

1　看護師の戦術

1）食道損傷

●使用する機器：

開胸セット，開腹セット，腸鉗子，縫合糸（吸収糸，非吸収糸），食道ドレナージ用多孔性チューブ，胸腔ドレーン，食道テーピング用テープ（ポリエステルテープなど），手術台体位保持セット，分離肺換気用チューブなど

●注意点：

食道損傷部のチューブドレナージによる瘻孔化と胸腔・縦隔の広範囲のドレナージが必要になる。循環が不安定であれば，前側方開胸が施行されるが，循環が安定していたら後側方開胸が施行される可能性があり，その体位保持のためのセットが必要になる。体位についてはコラム参照。

◆コラム：特異的な胸部外傷へのアプローチ◆

胸部外傷に対するdamage control surgeryでのアプローチ法は，前述したごとく左前側方開胸がベストである。しかし，循環が破綻していない場合，各胸部損傷に対するベストアプローチ法を知っておくことは外傷外科手術においては有用である。特異的な胸部外傷へのアプローチ法を図7-41に示す。後側方開胸は，体位の形成と保持にかなりの時間を要し，循環不安定な場合には，体位をとるだけで心停止に陥る可能性もある。その場合，図7-42のように仰臥位で，胸背部にパッドや厚めのタオルを敷くだけでも後縦隔への視野がよくなることもある。また，ビーズ陰圧体位固定マットなども迅速に体位保持と固定が可能であり，それに保温マットを組み合わせて使用するなど体位形成と保持の工夫により外傷外科手術に適した形で利用できることもある。

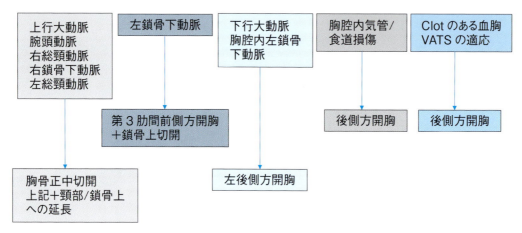

VATS : video assisted thoracic surgery

図7-41　特異的な胸部外傷へのアプローチ（damage control surgeryを除く）

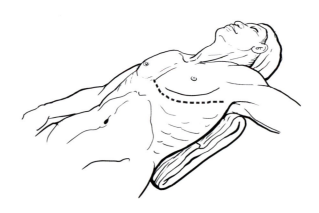

図7-42　半側臥位での左前側方開胸

文献

1) Burlew CC, Moore EE, Moore FA, et al : Western Trauma Association critical decisions in trauma : Resuscitative thoracotomy. J Trauma Acute Care Surg 73 : 1359-1363, 2012.
2) 日本外傷学会外傷専門診療ガイドライン改訂第2版編集委員会編：外傷専門診療ガイドライン JETEC．第2版，へるす出版，東京，2018, p53.
3) Mattox KL, Moore EE, Feliciano DV : Trauma.7th ed, McGraw-Hill, New York, 2013.
4) Rhee PM, Acosta J, Bridgeman A, et al : Survival after emergency department thoracotomy : Review of published data from the past 25years. J Am Coll Surg 190 : 288-298, 2000.
5) Working Group, Ad Hoc Subcommittee on Outcomes, American College of Surgeons. Committee on Trauma : Practice management guidelines for emergency department thoracotomy. Working Group, Ad Hoc Subcommittee on Outcomes, American College of Surgeons-Committee on Trauma. J Am Coll Surg 193 : 303-309, 2001.
6) Pahle AS, Pedersen BL, Skaga NO, et al : Emergency thoracotomy saves lives in a Scandinavian hospital setting. J Trauma 68 : 599-603, 2010.
7) 日本外傷学会外傷専門診療ガイドライン改訂第2版編集委員会編：外傷専門診療ガイドラインJETEC，第2版，へるす出版，東京，2018, p54.
8) Moore EE, Knudson MM, Burlew CC, et al : Defining the limits of resuscitative emergency department thoracotomy : A contemporary Western Trauma Association perspective. J Trauma 70 : 334-339, 2011.
9) Asencio JA, Mazzini FN, Vu T : Thoracic injury. In : The Trauma Manual : Trauma and Acute Care Surgery.4th ed, Peitzman AB, Rhodes M, Schwab CW, et al eds, Lippincott Williams & Wilkins, Philadelphia, 2013, p327-356.
10) Hirshberg A, Mattox KL : Top Knife : The Art and Craft in Trauma Surgery. TFM Publishing, Shrewsbury, 2005.
11) Feliciano DV, Mattox KL, Moore EE, eds : Trauma. 6th ed. McGraw-Hill, NewYork, 2008.
12) Wise D, Davies G, Coats T, et al : Emergency thoracotomy : "How to do it". Emerg Med J 22 : 22-24, 2005.
13) Vargo DJ, Battistella FD : Abbreviated thoracotomy and temporary chest closure : An application of damage control after thoracic trauma. Arch Surg 136 : 21-24, 2001.

14) Wall MJ Jr, Soltero E : Damage control for thoracic injuries. Surg Clin North Am 77 : 863-878, 1997.
15) Lang JL, Gonzalez RP, Aldy KN, et al : Does temporary chest wall closure with or without chest packing improve survival for trauma patients in shock after emergent thoracotomy? J Trauma 70 : 705-709, 2011.
16) 益子邦洋，松本尚，望月徹，他：胸部外傷におけるDamage control．日外会誌　103：511-516, 2002.
17) O'Connor J V, DuBose J J, Scalea TM ; Damage-control thoracic surgery : Management and outcomes. J Trauma Acute Care Surg 77 : 660-665, 2014.
18) Phelan HA, Patterson SG, Hassan MO, et al : Thoracic damage-control operation : Principles, techniques, and definitive repair. J Am Coll Surg 203 : 933-941, 2006.
19) 益子一樹，松本 尚，安松比呂志，他：ダメージコントロール戦略にて救命しえた重症胸部外傷の1例．日Acute Care Surg 会誌 3：100-104, 2013.
20) Lang JL, Gonzalez RP, Aldy KN, et al : Does temporary chest wall closure with or without chest packing improve survival for trauma patients in shock after emergent thoracotomy? J Trauma 703 : 705-709, 2001.
21) Martinelli T, Thony F, Declety P, et al : Intra-aortic balloon occlusion to salvage patients with life threatening hemorrhagic shocks from pelvic fractures. J Trauma 68 : 942-948, 2010.
22) Matsumura Y, Matsumoto J, Idoguchi K, et al: Non-traumatic hemorrhage is controlled with REBOA in acute phase then mortality increases gradually by non-hemorrhagic causes : DIRECT-IABO registry in Japan. Eur J Trauma Emerg Surg 44 : 203-509, 2017.
23) Assar AN, Zarins CK : Endvascular proximal control of ruptured abdominal aortic aneurysms : The internal aortic clamp. J Cardiovasc Surg (Torino) 50 : 381-385, 2009.
24) Karkos CD, Bruce IA, Lambert ME : Use of the intra- aortic balloon pump to stop gastrointestinal bleeding, Ann Emerg Med 38 : 328-331, 2001.
25) Miura F, Takeda T, Ochiai T, et al : Aortic occlusion balloon catheter technique is useful for uncontrollable massive intraabdominal bleeding after hepato-pancreato-billiary surgery. J Gastrointest Surg 10 : 519-552, 2006.
26) Harma M, Harma M, Kant AS, et al : Balloon occlusion of the descending aorta in the treatment of severe post-partum haemorrhage. Aust NZ J Obstet Gynaecol 44 : 170-171, 2004.
27) Brenner ML, Moore LJ, DuBose JJ, et al : A clinical series of resuscitative endovascular balloon occlusion of the aorta for hemorrhage control and resuscitation, J Trauma Acute Care Surg 75 : 506-511, 2013.
28) DuBose JJ, Scalea TM, Brenner M, et al : The AAST prospective Aortic Occlusion for Resuscitation in Trauma and Acute Care Surgery (AORTA) registry : Data on contemporary utilization and outcomes of aortic occlusion and resuscitative balloon occlusion of the aorta (REBOA). J Trauma Acute Care Surg 81 : 409-419, 2016.
29) Wall Mj Jr, Villavicencio RT, Miller CC 3rd, et al : Pulmonary tractotomy as an abbreviated thoracotomy technique. J Trauma 45 :1015-1023, 1998.
30) Huh,J, Wall MJ Jr, Estrera AL, et al : Surgical management of traumatic pulmonary injury. Am J Surg 186 : 620–626, 2003.
31) Vassiliu P, Baker J, Henderson S, et al : Aerodigestive injuries of the neck. Am Surg 67 : 75-79, 2001.
32) Kelly JP, Webb WR, Moulder PV, et al : Management of air way trauma. I : Tracheobronchial injuries. Ann Thorac Surg 40 : 551-555, 1985.
33) Rossbach MM, Johnson SB, Gomez MA, et al : Management of major tracheobronchial injuries : A 28-year experience. Ann Thorac Surg 65 : 182-186, 1998.
34) Symbas PN, Justicz AG, Ricketts RR : Rupture of the airways from blunt trauma : Treatment of complex injurries. Ann Thorac Surg 54 : 177-183, 1992.
35) Kuhne CA, Kaiser GM, Flohe S, et al : Nonoperative management of tracheobronchial injuries in severely injured patients. Surg Today 35 : 518-523, 2005.
36) Madden BP, Datta S, Charokopos N : Experience with ultraflex expandable metallic stents in the management of endobronchial parhology. Ann Thorac Surg 73 : 938-944, 2002.
37) Fuhrman GM, Stieg FH 3rd, Buerk CA : Blunt laryngeal trauma : Classification and management protocol. J Trauma 30 : 87-92, 1990.
38) Cooper JD, Todd TR, Ilves R, et al : Use of the silicone tracheal T-tube for the management of complex tracheal injurries. J Thorac Cardiovasc Surg 82 : 559-568, 1981.
39) Miller RP, Gray SD, Cotton RT, et al : Airway reconstruction following laryngotracheal thermal trauma. Laryngoscope 98 (8 pt 1) : 826-829, 1988.
40) Prokaris C, Koletsis EN, Dedeilias, et al : Airway trauma : A review on epidemiology, mechanisms of injury, diagnosis and treatment. J Cardiothorac Surg 9 : 117, 2014.
41) Grewal H, Rao PM, Mukerji S, et al : Management of penerrating laryngotracheal injuries. Head Neck 17 : 494-502, 1995.
42) Schaefer SD : The acute management of external laryngeal trauma : A 27-year experience. Arch Otolaryngol Head Neck Surg 118 : 598-604, 1992.

43) Oelert H, Dalichau H, Borst HG : The use of a cuffed endotracheal tube for repair of operative injuries to the atria. Ann Thoracic Surg 18 :102-103, 1974.
44) Pryor JP, Asensio JA : Thoracic injury. In : The Trauma Manual : Trauma and Acute Care Surgery. 3rd ed, Peitzman AB, Rhodes M, Schwab CW, et al eds, Lippincott Williams & Wilkins, Philadelphia, 2008, p209-229.
45) Port JL, Kent MS, Korst RJ, et al : Thoracic esophageal perforations : A decade of experience. Ann Thorac Surg 75:1071-1074, 2003.

索引

数字

2 challenge rule　37
5点パッキング　42

A

AAST　89
abbreviated surgery　12, 13, 59
abdominal compartment syndrome　16, 71
ACS　16, 71
American Association for the Surgery of Trauma　89
American College of Surgeons　7
AORTA　89
Aortic Occlusion for Resuscitation in Trauma and Acute Care Surgery　89
atriocaval (Schrock) shunt　48

B

Beckの三徴　95
Bogota bag closure　86

C

C（循環）
　——外科手術　11
　——コントロール　11
Cチューブドレナージ　57
Cattell-Braasch授動術　39, 42, 43, 56
Cattell-Braasch maneuver　42
clamshell開胸　77, 78, 82, 83, 85, 95
closed loop communication　36
converted REBOA　87
crash laparotomy　39, 40
crash thoracotomy　75, 82
CRASH-2トライアル　14
cross clamping　79

D

damage control resuscitation　13, 14
damage control strategy　7
damage control surgery　12, 14, 43, 48, 57, 58, 62, 64, 70, 85, 91, 99, 101, 102, 105
　——決断要素　14
　——ルール　15
DCR　13

deadly triad　9
drug assisted intubation　87

E

E-C junction　63
EASTのガイドライン　13
ECMO　92, 102
EDT　75
emergency department thoracotomy　75
emergency room thoracotomy　75
endscopic retrograde cholangiopancreatography　53
ERCP　53
ERT　75
extra corporeal membrane oxygenation　92

F

FAST　8
focused assessment with sonography for trauma　8

G

Gerota筋膜　42
group think　34

H

Hartmann手術　63
hemostatic resuscitation　13
hepatotomy　47

I

IAH　16
IAP　16
inflow occlusion　98
intra-abdominal hypertension　16
intra-abdominal pressure　16

J

JATEC™　1, 7, 11, 56, 75
JNTEC™　19

K

Kocher授動術　42, 56

L

Letton-Wilson手術　54
LigaSure™　61

M

Martin手術　54
massive transfusion protocol　13
Mattox maneuver　41
Mattox授動術　41, 43, 67
MIST　30
MTP　13

N

Nissen wrap　105
NOM　43
NST　28
Nutrition Support Team　28
non operative management　43
non-responder　11

O

oozing　86
open AO　87
open aortic occlusion　87
OPSI　52
overwhelming postsplenectomy infection　52

P

partial occlusion　87
perihepatic packing　43, 44
permissive hypotension　13
planned reoperation　53, 58, 60
polytetrafluoroethylene　70
preventable trauma death　1, 19
primary survey　1, 56, 77
　——C（循環）　7
　——C（循環）の評価　11
Pringle法　43, 47, 57
priority　7
PTD　1
PTFEシート　70
pulmonary hilar twist　77, 78
pyloric exclusion　58

R

REBOA　79, 89
　——適応　88
　——導入　87
　——目的　87
resectional debridement　48
Respiratory Support Team　28
resuscitative endovascular balloon occlusion of the aorta　79, 87
resuscitative packing　43
resuscitative surgery　1
resuscitative thoracotomy　75
Reux-en-Y再建　58
RST　28
RT　75, 82, 99
　——手技　75
　——適応　75
　——目的　75
RTBD　57

S

SBAR for trauma　36
silo closure　72
simultaneous stapled pneumonectomy　91
speed & suitability　4
SSP　91
SSTT　3
　——の4要素　20
strategy　3, 4
surgical critical care　13

T

tactics　3, 5
TAE　68
TeamSTEPPS®　5, 28
teamwork　4, 5
therapeutic packing　45
total inflow occlusion　98
total occlusion time　87
tractotomy　90
transient responder　11
trap door型開胸　102
trauma incision　39
Treitz靱帯　62

V

vacuum packing closure　17, 71, 72, 73, 86
VPC　71

索引

W
Western Trauma Association　75

Z
zone分類　88
　　――腹部　65

あ
アシドーシス　88
圧迫止血　15

い
意思決定　32
胃損傷
　　――切除　62
　　――単純閉鎖　62
一時的止血　3, 43
一時的止血法　15
一時的閉胸法　86
一時的閉腹法　71
一層縫合　86
一般外科医　3
胃噴門ラップ　105
医療用SNS　30

う
右腎摘出　53

お
横隔神経　78
横隔膜修復　70
横隔膜損傷　70

か
ガーゼパッキング　16, 45, 51, 58
開胸　75
開胸下胸部下行大動脈遮断　87
開胸心マッサージ　81, 83
開胸法　83
外傷外科
　　――特殊性　6
外傷外科看護
　　――4要素　20
外傷外科手術　2
　　――4大要素　1, 3, 4
　　――看護　19
　　――戦術事項　12
　　――特殊性　2, 7
外傷外科手術チーム
　　――生理学　6, 7
外傷死の三徴　2, 8, 9, 13, 14
　　――回避　21
外傷初期看護セミナー　19
外傷初期診療
　　――看護活動　19
外傷初期診療ガイドライン　1
外傷チーム　3, 28, 30
外傷チーム員　30
解剖学的肺葉切除　91
下行大動脈遮断　80
下行大動脈損傷　101
家族対応　24
下大静脈損傷　67, 69
下肺靱帯　77
　　――切離　77
看護師
　　――チームコーディネート　24
肝後面下大静脈損傷　48
患者の救命　31
肝周囲間膜切離　44
肝周囲パッキング　44, 45
肝十二指腸間膜損傷　57, 61
肝静脈起始部損傷　48
肝切開　47
肝縫合　45
肝裂傷　50

き
気管・気管支
　　――穿通性損傷　92
　　――鈍的損傷　92
　　――臨床所見　92
気管・気管支損傷　92, 94
　　――根治的手術　93
　　――蘇生的手術　93
気管挿管チューブ　90
気管裂傷　94
気道損傷　92
機能的チーム　28
逆行性経肝胆道ドレナージ　57
救急室開胸術　75
胸腔内操作の手順　77
凝固機能障害　6, 7

111

凝固障害　88
胸骨圧迫　75
胸骨正中切開　84
共同体チーム　28
胸部外傷
　　——アプローチ　105
胸部下行大動脈遮断　79
胸部食道損傷　104
胸部大血管損傷　99, 103
胸部大動脈損傷　101
胸壁出血　80
胸壁の止血　82
虚血再灌流　88
記録　24
緊急開胸　82
緊急開胸術　86
緊急手術　21
　　——決定　12

く

グループ・ダイナミクス　32

け

計画的再手術　60
頸部食道損傷　104
外科系救急医　3
血液凝固障害
　　——予防　22
血管シーリングシステム　51, 61
結紮止血　80
結腸直腸損傷　62
権威勾配　34

こ

高コンテクスト・コミュニケーション　35
後側方開胸　85
後腹膜血腫　65
後腹膜出血　68
コーディネート　12
骨盤骨折　68
コミュニケーション　25, 34
コミュニケーション・ツール　36
コミュニケーション・プロセス　34, 35
根治的手術　13
根治的閉腹術　72
コンテクスト　35
根本的修復　12

さ

サイドクランプ　67
鎖骨下動脈損傷　102
三大内出血　8

し

指揮命令型チーム　28
止血
　　迅速な——　13
止血法　15
刺創　49
自動縫合器　54, 62
シャント造設　67
重症肝損傷　43
銃創　49
集団思考　34
集団力学　32
十二指腸空腸吻合　58
十二指腸十二指腸端々吻合　58
十二指腸損傷　58, 61
手術治療アルゴリズム
　　——鈍的肝損傷　48
出血性ショック　7
循環動態
　　——安定化　3
消化管損傷　65
状況把握　37
上縦隔アプローチ法　99
小腸修復
　　——単純縫合閉鎖　62
　　——閉鎖　62
小腸損傷　62
情報共有　31, 37
静脈還流量低下　67
初期開胸セット　23
初期輸液療法　11
食道損傷　105
　　——修復　104
食道瘻　105
除細動　81, 82
ショック患者
　　——肺全摘除　91
ジョハリの窓　32
人工血管置換術　101
人工肛門　63
心室細動　81

心室損傷　95, 98
　　——冠動脈損傷　97
　　——心室後壁損傷　96
心室単純性裂傷　97
迅速性と的確性　1, 4, 21
迅速な介助
　　——工夫　23
心損傷　95
　　——確認と止血　77
腎損傷　52, 55
心タンポナーデ　84, 95
心停止　11, 12, 39, 75, 85
腎摘出　53
腎摘出術　52
心囊液貯留　77
心囊開窓　77
心囊ドレナージ　84
深部肺裂傷　90
心房損傷　95
心房裂傷　98
心膜切開　77
心マッサージ　81
腎門部止血　52

す

膵管空腸粘膜吻合　54
膵管チューブ　54
膵管縫合　54
膵切離　54
膵体尾部切除　53
膵体尾部損傷　53, 55
　　——穿通性損傷　54
　　——鈍的損傷　54
膵体部離断　54
膵頭十二指腸切除　59
膵頭部挫滅　58
膵頭部周囲損傷　56
膵頭部周囲複合損傷　58
膵頭部損傷　57, 61
水平マットレス縫合　47
ステントグラフト内挿術　101

せ

全遮断時間　87
戦術　1, 3
　　——アプローチ　5
前側方開胸　82

穿通性
　　——肝損傷　49, 50
　　——腹部損傷　40
戦略　1, 3
　　——確認　21
　　——明確化　31
　　——予測　21
　　——ロードマップ　4

そ

臓器虚血　88
相互支援　37
蘇生戦略　13
蘇生的開胸術　75
蘇生的止血　75
蘇生的手術　1, 93
蘇生的大動脈遮断　88

た

大血管損傷　99
代謝性アシドーシス
　　——把握と進行防止　23
大動脈遮断　16
大動脈遮断バルーン　85
大動脈損傷　65, 66, 68
体内パドル　82
大網充塡縫合　45
大量輸血プロトコル　13
タオルクリップ法　86
ダグラス窩　40
脱転処置　51
ダメージコントロール戦略　7, 11, 14, 50, 52, 63
単純縫合　47
タンポナーデ効果　68

ち

チームSTEPPS　28, 36
チーム医療　15, 27
チーム員　3, 28
　　——指揮命令系統　29
　　——役割　29
チームコーディネート　15
チームリーダー　32
チームワーク　1, 4, 5, 27
　　——確立　24
　　——構築　28
　　——類型　28

腸間膜静脈損傷　62
治療戦略の決定　44

つ
ツッペル鉗子　68

て
低血圧の許容　13
低コンテクスト・コミュニケーション　35
低体温　22
　　──予防　22
テクニカルスキル　21, 27
デブリドマン　62, 94, 104

と
トラウマコード　30, 31
ドレープガーゼ　71
鈍的腹部外傷　39

な
内視鏡的逆行性胆道膵管造影　53

に
二期的膵頭十二指腸切除術　60
日本外傷学会分類
　　──戦術　49
　　──治療戦略　49

ね
ネラトンカテーテル　49

の
ノンテクニカルスキル　21, 27

は
肺の授動　77
肺門一括処理　91
肺門遮断　77, 78
肺門部損傷　90
肺裂傷
　　──縫合止血　90
パッキング　15, 40, 45
バルーンカテーテル　49

ひ
ビーズ陰圧体位固定マット　105
ヒエラルキー　4, 28

脾授動　51
脾損傷　51, 54
脾脱転　51
脾摘後敗血症　52
脾摘出　52
脾被膜損傷　54

ふ
腹腔内圧　16
腹部コンパートメント症候群　71
　　──定義　16
腹部食道損傷　63
腹部大血管損傷　65, 66
腹部大動脈遮断　65
防ぎ得る外傷死　1, 19
部分的な大動脈遮断　87
ブリーフィング　31, 32
ブリーフィングチェックリスト　33
プロトンポンプ阻害薬　58

へ
閉胸式心マッサージ　75
閉胸操作　85

ほ
報告　24
ポリエチレンシート　71
ポリエチレンドレープ　71

め
滅菌ドレープ　71
メンタルモデルの共有　31, 37

も
門脈損傷　57

や
薬剤使用時挿管　87

ゆ
優先順位　7
幽門側胃切除術　20
幽門輪温存膵頭十二指腸切除　59

よ
用手圧迫　43
　　──による一時的止血　43

杙創 49
予定手術 2, 19

り

リーダーシップ 32

ろ

肋間動脈損傷 82

わ

腕頭動脈損傷 100

> **JCOPY** 〈(社)出版者著作権管理機構 委託出版物〉
>
> 本書の無断複写は著作権法上での例外を除き禁じられています。
> 複写される場合は，そのつど事前に，下記の許諾を得てください。
> (社)出版者著作権管理機構
> TEL. 03-5244-5088　FAX. 03-5244-5089　e-mail：info@jcopy.or.jp

改訂第2版　SSTT
外傷外科手術治療戦略（SSTT）コース
公式テキストブック

定価（本体価格 4,500 円＋税）

2013 年 5 月 20 日　第 1 版第 1 刷発行
2016 年 10 月 5 日　第 1 版第 3 刷発行
2018 年 11 月 20 日　第 2 版第 1 刷発行

編　　集／外傷外科手術治療戦略（SSTT）コース運営協議会
編集委員／渡部広明，松岡哲也
発行者／佐藤　枢
発行所／株式会社へるす出版
　　　　〒164-0001　東京都中野区中野 2-2-3
　　　　電話　03-3384-8035〈販売〉　03-3384-8155〈編集〉
　　　　振替　00180-7-175971
　　　　http://www.herusu-shuppan.co.jp
印刷所／三松堂印刷株式会社

©2018 Printed in Japan　　　　　　　　　　　　　　〈検印省略〉
乱丁，落丁の際はお取り替えいたします。
ISBN978-4-89269-965-8